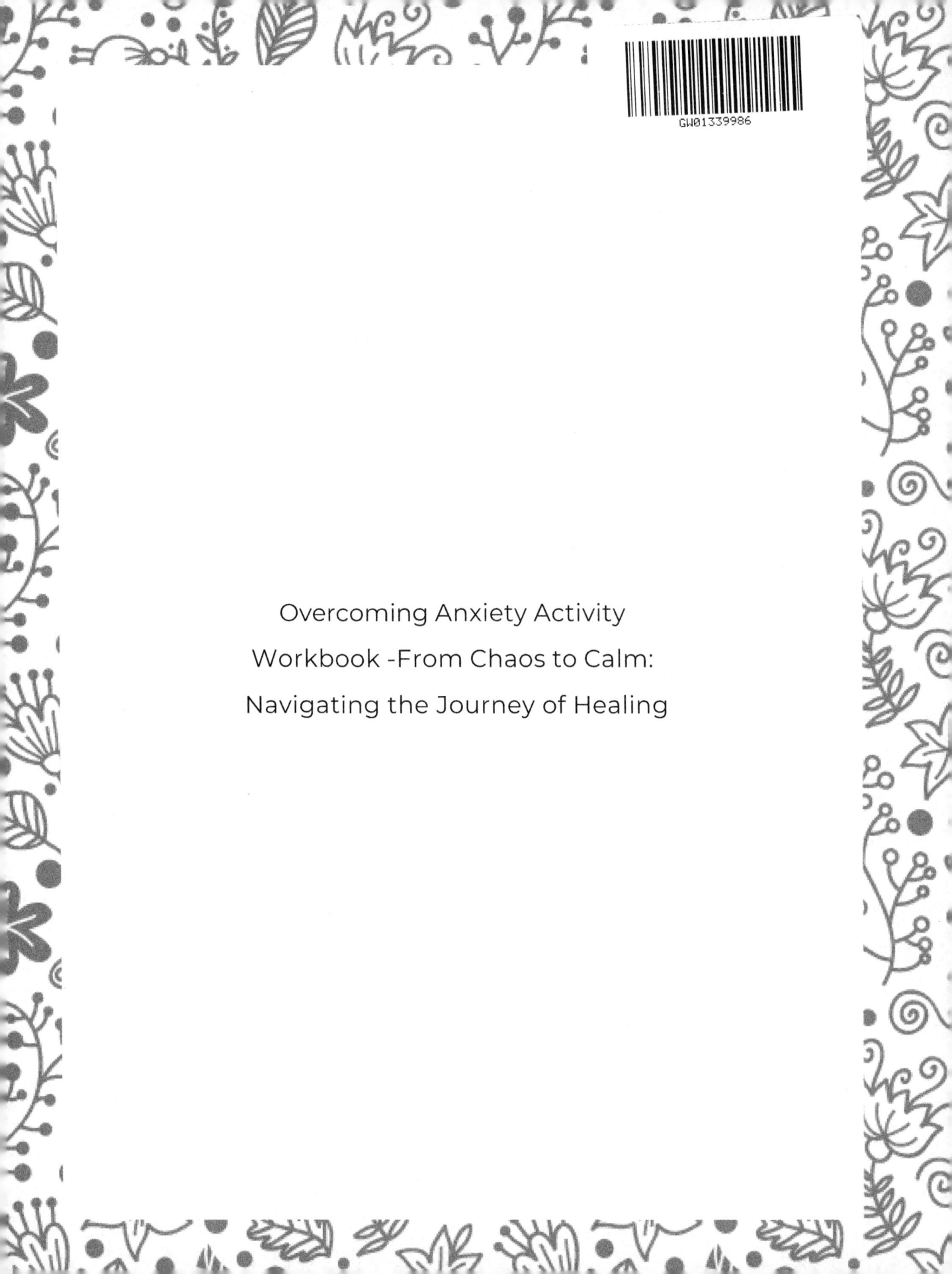

Overcoming Anxiety Activity Workbook -From Chaos to Calm: Navigating the Journey of Healing

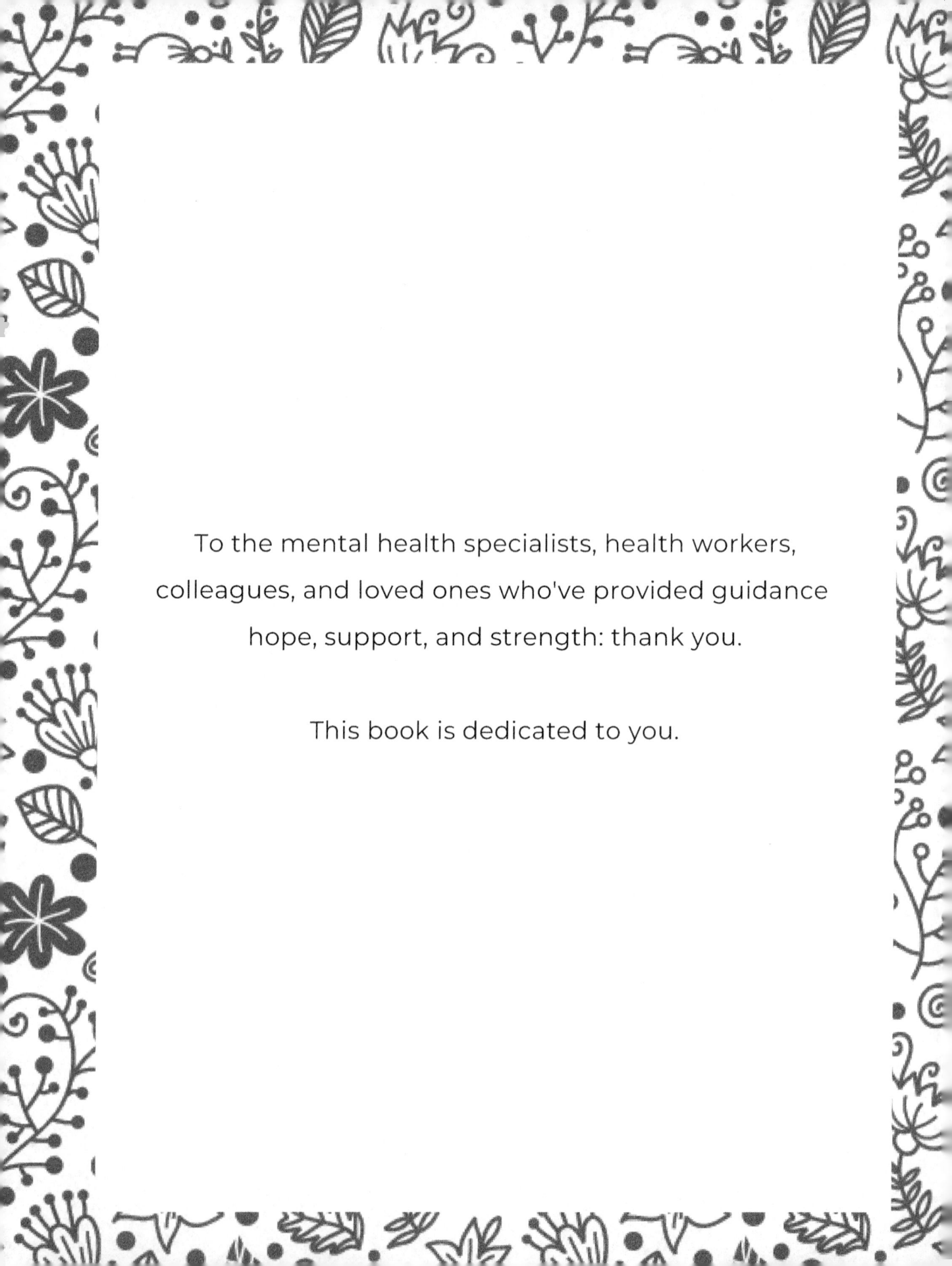

To the mental health specialists, health workers, colleagues, and loved ones who've provided guidance hope, support, and strength: thank you.

This book is dedicated to you.

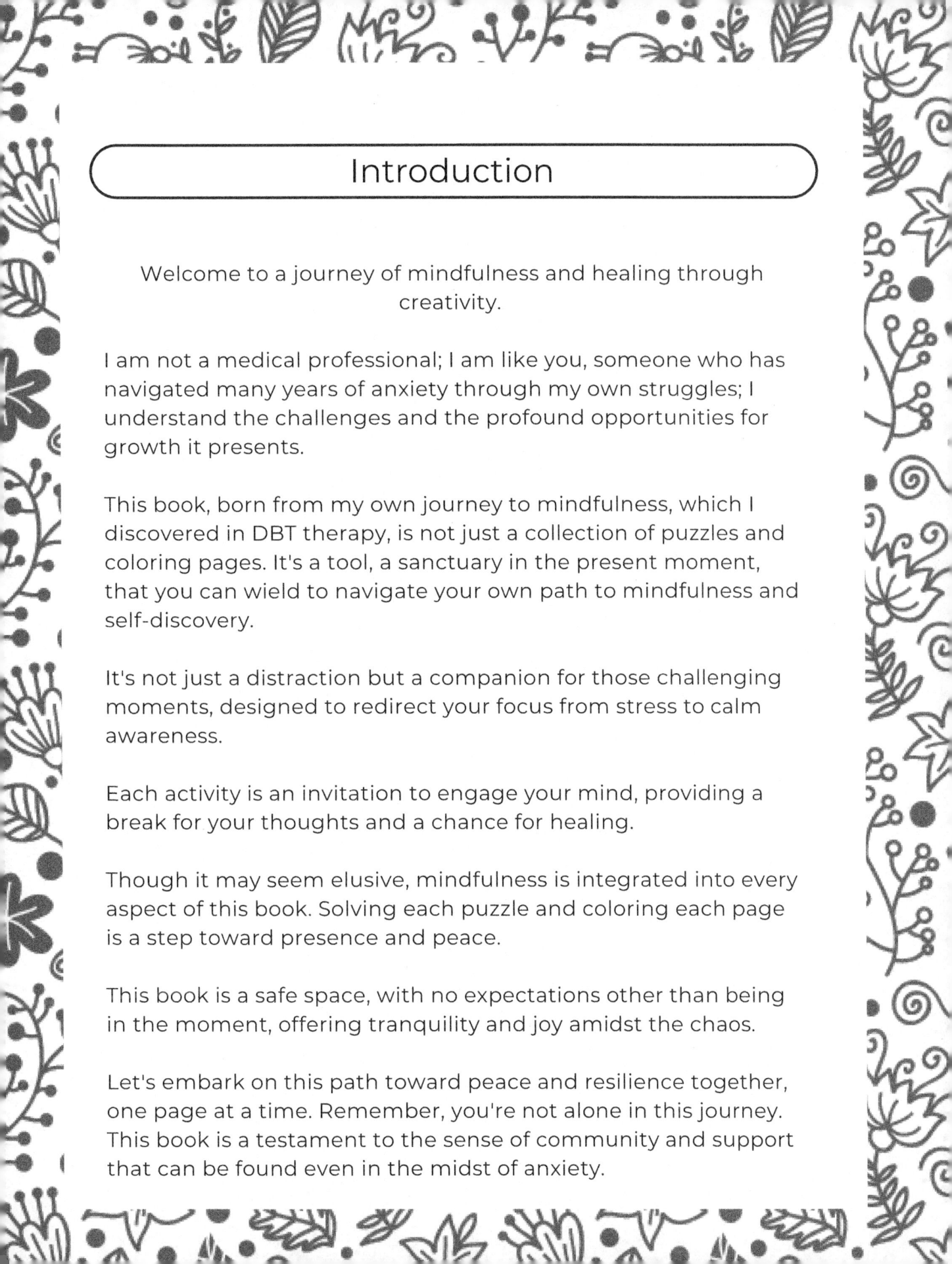

Introduction

Welcome to a journey of mindfulness and healing through creativity.

I am not a medical professional; I am like you, someone who has navigated many years of anxiety through my own struggles; I understand the challenges and the profound opportunities for growth it presents.

This book, born from my own journey to mindfulness, which I discovered in DBT therapy, is not just a collection of puzzles and coloring pages. It's a tool, a sanctuary in the present moment, that you can wield to navigate your own path to mindfulness and self-discovery.

It's not just a distraction but a companion for those challenging moments, designed to redirect your focus from stress to calm awareness.

Each activity is an invitation to engage your mind, providing a break for your thoughts and a chance for healing.

Though it may seem elusive, mindfulness is integrated into every aspect of this book. Solving each puzzle and coloring each page is a step toward presence and peace.

This book is a safe space, with no expectations other than being in the moment, offering tranquility and joy amidst the chaos.

Let's embark on this path toward peace and resilience together, one page at a time. Remember, you're not alone in this journey. This book is a testament to the sense of community and support that can be found even in the midst of anxiety.

Table of Contents

Part I: Getting Started
- Introduction to Anxiety and Mindfulness — 5
- The Therapeutic Value of This Book — 6
- Mindfulness Through Engagement — 7
- For Mental Health Professionals — 8

Part II: Anxiety Recovery-Based Puzzles
- Breathing Exercises and Short Meditations — 10
- Mindful Word Searches: Words of Wellness — 12
- Maze Puzzles: Pathways to Calm — 34
- Crossword Puzzles: A Mindful Exploration — 51
- Sudoku: A Journey of Logic and Mindfulness — 63

Part III: Coloring Pages - A Palette of Healing
- Emotions in Hue: Coloring Your Feelings — 69
- Mandala Coloring Pages — 71
- Botanical Coloring Pages — 77
- Landscape Coloring Pages — 83
- Abstract Pattern Coloring Pages — 89
- Motivational Quotes Coloring Pages — 95

Part IV: Beyond the Book
- Closing Comments — 101
- Additional Resources — 102
- Solutions to Puzzles — 103

Part I: Getting Started

Understanding Anxiety
Anxiety is a natural human response to stress, characterized by feelings of fear, apprehension, and heightened nervousness. While occasional anxiety is a normal part of life, persistent and excessive anxiety that interferes with daily functioning may indicate an anxiety disorder. This workbook is designed to provide relief by engaging your mind and hands in activities that divert focus from anxiety and channel it into calming and enjoyable tasks.

The Power of Mindfulness
Mindfulness is about being fully present and engaged. It involves being aware of our thoughts, feelings, bodily sensations, and surrounding environment without judgment. This approach encourages openness and curiosity, allowing us to observe our experiences without getting caught up in them.

This is where the "Anxiety Activity Workbook" becomes an essential companion. It's more than just a book; it's a tool for mindfulness, offering a structured yet gentle guide to navigate the healing process. Mindful exercises and reflective activities will help you stay present, cope with emotional turbulence, and gradually rebuild a sense of self.

The Importance of Community and Shared Experiences
The workbook also highlights the importance of community and shared experiences, reminding us that we are not alone in our struggles. It offers practical strategies grounded in the latest therapeutic practices, providing a path to healing that is both hopeful and compassionate.

Embrace Mindfulness and Healing
In embracing this workbook, I hope you will learn to navigate the symptoms of anxiety with mindfulness, find peace in the present moment, and take steps toward healing with an open heart and a hopeful spirit.

The Therapeutic Value of This Book

A Safe Harbour in Activities
This book's puzzles, coloring pages, word searches, and mazes are designed to anchor you in the present and provide a peaceful break from everyday stressors.

Engaging with these tasks allows you to take a break from the stressors and triggers of anxiety, offering a peaceful refuge for your mind.

Puzzles and Word Searches: Building Focus
Solving puzzles and word searches requires concentration and problem-solving, drawing your attention away from anxious thoughts about the past or future.

It's a mindfulness practice as you become absorbed in the task, fostering a sense of achievement and mental clarity.

Mazes: Navigating to Mindfulness
Mazes require you to trace a path from start to finish, serving as a metaphor for the mindfulness journey.

As you navigate the twists and turns, you're practicing staying present, focused, and adaptable—critical skills in managing anxiety.

Coloring: A Path to Calm
When you color, you focus on the choice of colors, the gentle motion of your hand, and the evolving artwork.

This focus can quiet the mind, much like meditation, providing a serene escape from intrusive thoughts related to anxiety.

Mindfulness Through Engagement

Embracing the Moment
As you engage with each activity, try to do so mindfully. Notice the feel of the pencil in your hand, the texture of the paper, the pencil's sound as it moves, and the details of the images or words.

When your mind wanders to worries or anxious thoughts, gently guide it back to the activity, using it as an anchor to the present.

Self-Compassion and Patience
Approach each activity with self-compassion. There's no right or wrong way to complete them. If you notice your mind drifting to critical thoughts or becoming frustrated, remember to offer yourself kindness and understanding.

Recognize that healing is a journey, not a destination, and self-compassion is a vital part of this process.

Conclusion
Through mindfulness practices embedded in coloring, puzzles, word searches, and mazes, you can find moments of peace, focus, and a sense of achievement.

Remember, each page turned and each activity completed is a step forward in your path to managing anxiety. Embrace this journey with patience, kindness, and an open heart.

For Mental Health Professionals

Integrating the Book into Therapy
This book can be a valuable adjunct to traditional therapy, providing clients with a tangible tool to practice mindfulness and manage symptoms of anxiety. Encourage clients to use the book as part of their homework, noting any changes in their stress levels or mood before and after engaging with the activities.

Observing and Discussing
Use the book as a conversation starter, exploring how clients feel during and after the activities. Discuss the concepts of mindfulness and presence and how these skills can be applied to other areas of their life, enhancing their coping strategies for managing anxiety.

Part II: Anxiety Recovery-Based Puzzles

Mindful Engagement with Puzzles
Puzzles can be a mindful escape from daily stress and anxiety, providing mental calm and focus. Here are tips for a mindful puzzle approach:

Setting the Scene
Select a quiet, comfortable space to puzzle without interruptions, enhancing focus and presence.

Clear Intentions
Set a clear intention for your puzzle-solving, such as staying present or finding calm, to guide focus and purpose.

Mindful Observation
Observe the puzzle to appreciate its complexity, aiding in transitioning to focused attention.

Embrace the Process
Focus on the puzzle process, not the outcome. Approach frustration with curiosity and non-judgment, valuing the journey.

Mindful Breathing
If your mind wanders, refocus by taking deep, mindful breaths to center yourself in the present.

Regular Breaks
Take breaks to stretch, hydrate, or breathe, observing and acknowledging any sensations or emotions before returning to the puzzle.

Breathing Exercises and Short Meditations

Starting your puzzle-solving session with a brief breathing exercise or meditation can enhance your mindfulness practice, preparing your mind and body for a focused, calm, and present engagement with the activity.

Deep Breathing Exercise
1. Sit comfortably with your back straight and your hands resting gently in your lap.
2. Close your eyes and take a deep breath through your nose, counting to four.
3. Hold your breath for a count of four.
4. Exhale slowly through your mouth for a count of six, releasing any tension or stress.
5. Repeat this cycle for a few minutes, focusing solely on your breath and the count.

Short Mindfulness Meditation
1. Find a comfortable seated position and close your eyes.
2. Bring your attention to your breath, noticing the sensation of air entering and exiting your nostrils.
3. As thoughts or distractions arise, acknowledge them without judgment and gently guide your focus back to your breath.
4. Spend a few minutes in this state of mindful breathing, allowing yourself to become more grounded and present.
5. Before concluding, take a moment to set an intention for your puzzle-solving activity, reinforcing your commitment to mindfulness and presence.

By starting your puzzle-solving sessions with these mindful practices, you create a foundation for a more focused, calm, and enjoyable experience.

Remember, the goal is not to complete the puzzle as quickly as possible but to find joy and presence in the process itself.

Mindful Word Searches: Words of Wellness

Introduction to Mindful Word Searches
Explore Mindful Word Searches designed for mindfulness and healing from anxiety. Each puzzle offers themes of resilience, peace, and self-discovery.

How to Engage with This Section
- Prepare Your Space: Select a quiet, comfortable area to enhance mindfulness.
- Set an Intention: Begin with a goal, such as achieving calm, focus, or joy.
- Mindful Searching: Engage deeply with the word search, noting sensations and refocusing as needed.
- Reflect on Themes: Consider how the puzzle's themes relate to your experiences and feelings.

Themes of the Puzzles
The word searches are themed around mindfulness and anxiety recovery, featuring:
- Feelings and Emotions: words that describe a range of human emotions and the experience of feeling.
- Self-Care: Words to emphasize the importance of self-care practices for maintaining physical, emotional, and mental health.
- Relaxation Techniques: Words associated with methods that promote relaxation, reduce tension, and restore a sense of calm.
- Music Therapy: words connected to the therapeutic use of music to enhance emotional and psychological well-being.

For Mental Health Professionals
These word searches can be a valuable tool in therapy, providing a gentle way for clients to engage with therapeutic themes.

They can also serve as a springboard for deeper conversations about mindfulness, emotional regulation, and self-care practices.

Word Searches with Anxiety Recovery Themes

Breathwork Terms

Discover words related to the practice of conscious breathing, a powerful tool for enhancing mental clarity and physical well-being.

```
Q R V F L O W H T V O P Y B
W F Z J R K K Z M D Y D C Z
X E T V B H K A V B Z R E P
D B P W K K Y G H T A E R B
O I O T Y R A T I N H A L E
Q D A B D E E P H B U J A I
E O O P O Z O X E M U P R O
X Y X H H W F L J C P B H C
H E Y C D R L E S A E L E R
A I G U Y Y A P M H E H Q A
L Q E N D S K G T B O Q A Q
E Y N H I D L M M L Q Y P P
T K R Y T G G O D V T H N B
M P O C K A K I W Z N M P X
```

belly   exhale   oxygen
breath   flow   release
deep   hold   rhythm
diaphragm   inhale   slow

Word Searches with Anxiety Recovery Themes

Mindfulness Terms

These words capture the essence of mindfulness, highlighting awareness, presence, and the journey of living in the moment.

```
G M H F A C C E P T A N C E
Y R K D X P S O T E Y W S Y
N S O V B R E A T H E S D X
X K M U S N T M O M E N T N
R L O I N A S N D N C L L P
E B X G P D V F L X S M U R
F U O L Q I I L P S U R S E
L N Q C A L I N E Z F U A S
E D O A E T M N G A C R O E
C Y B T S N E E W O G H S N
T G K D I R T I F D M O E T
I O D W A C A E F W N A T T
O D D W Y N E V R V L J B H
N K A Z H G O B S E R V E M
```

acceptance   focus   observe
awareness   grounding   present
breathe   moment   reflection
center   notice   stillness

Word Searches with Anxiety Recovery Themes

Relaxation Techniques

Explore terms associated with methods that promote relaxation, reduce tension, and restore a sense of calm.

C	Q	X	H	Q	F	D	Y	P	J	F	P	J	N
B	G	Y	Z	J	R	C	E	A	E	Y	F	H	G
R	Q	Y	P	H	R	D	X	C	R	F	A	O	Y
E	V	I	S	U	A	L	I	Z	A	T	I	O	N
A	R	O	M	A	T	H	E	R	A	P	Y	D	S
T	R	R	R	M	R	O	B	O	F	S	C	Q	T
H	K	M	E	D	I	T	A	T	I	O	N	O	R
I	Z	P	G	M	J	X	G	H	V	O	S	E	E
N	H	F	R	Q	A	N	I	Z	C	T	B	D	T
G	L	Z	Y	L	I	S	V	S	S	H	N	B	C
H	R	O	E	H	U	H	S	Y	B	I	O	L	H
O	G	R	T	A	E	F	M	A	W	N	I	H	I
A	T	A	I	C	H	I	T	N	G	G	E	F	N
X	B	I	D	P	S	T	U	N	P	E	O	T	G

aromatherapy   meditation   tai chi
bathing   relax   unwind
breathing   soothing   visualization
massage   stretching   yoga

Word Searches with Anxiety Recovery Themes

Nature and Calm

Find words that evoke the serenity and peace of the natural world, emphasizing the calming effects of nature.

S	F	K	A	T	C	F	N	M	Q	E	P	T	S
M	O	U	N	T	A	I	N	C	V	E	F	N	O
N	R	V	H	M	E	A	D	O	W	E	H	U	W
K	E	R	A	B	B	H	G	M	N	P	D	P	S
S	S	I	X	L	A	J	Z	E	Q	D	G	U	W
F	T	I	G	L	Q	R	C	G	I	N	J	D	
H	A	N	Y	C	Y	E	N	Q	T	S	M	P	H
P	B	B	Z	T	S	O	Y	S	E	X	J	Q	F
S	D	N	H	D	Z	E	H	T	P	N	O	W	F
C	T	E	V	I	M	C	U	L	E	A	V	E	S
N	I	R	R	L	I	U	Q	N	A	R	T	L	C
J	B	O	E	X	S	N	A	E	C	O	F	D	B
Y	H	H	F	A	B	R	E	E	Z	E	M	S	N
E	E	N	T	S	M	Z	D	Q	B	N	L	S	D

breeze   meadow   stream
forest   mountain   sunset
horizon   ocean   tranquil
leaves   serene   valley

Word Searches with Anxiety Recovery Themes

Positive Affirmations

Words here reflect the power of positive thinking and self-affirmation, fostering a mindset of confidence and self-love.

```
T X D D W N Q W Y N T J O M
C H I P A G K A R G E M S A
B O R H O T C C E N Z T J O
H G N I A S J Q S F E L K H
U O L F V H I B I H W O D Q
Y E P D I I Z T L Y E C J D
F P Q E D D N D I F H J F I
S G X K F E E G E V N F P E
T L K V M U S N N H E V L Y
R C F A A E L S T M A G E O
O Z T L G L U F E T A R G P
N G E U C A P A B L E C N S
G M Y E L U F Y O J B D Y E
V V R D S E M P O W E R E D
```

blessed   grateful   resilient
capable   hopeful   strong
confident   joyful   thriving
empowered   positive   valued

Word Searches with Anxiety Recovery Themes

Stress Relief Activities

Identify terms related to activities designed to alleviate stress and enhance overall well-being.

```
I U Q G A R D E N I N G E O
T O M E D I T A T I O N P G
J C M K X J G D G H Q U O W
V R I N G O E N L F B V Q I
K L S I N U X T I N G H B S
J E M T I R A N T T G Y D G
S T Q T C N X O B F N Q N L
L W I I N A R W A L K I N G
K I Q N A L S E Q C K Q A Y
N P T G D I D L A O X L A P
F B E A Q N F J O D N B G A
R H T O O G C C Q E I O O G
A W A P H I K I N G Z N Y Q
Y C R A F T I N G E R O G Z
```

cooking   hiking   painting
crafting   journaling   reading
dancing   knitting   walking
gardening   meditation   yoga

Word Searches with Anxiety Recovery Themes

Emotional Support

This collection of words highlights concepts and practices that provide emotional support and foster emotional resilience.

L	V	M	P	X	E	T	F	T	Y	E	H	U	E
L	T	Q	B	F	S	N	F	V	G	V	E	N	M
I	C	Y	M	U	Z	J	C	G	P	C	R	C	P
S	N	O	R	L	W	S	N	O	N	H	R	D	A
T	C	T	M	I	X	I	G	A	U	Q	R	P	T
E	G	O	H	F	R	E	D	Y	F	R	O	K	H
N	Z	U	M	A	O	I	A	L	R	A	A	A	Y
I	F	Z	C	P	U	R	R	I	I	V	N	G	C
N	R	A	Y	G	A	Y	T	M	E	M	J	I	E
G	U	N	D	E	R	S	T	A	N	D	I	N	G
H	Z	J	U	O	K	L	S	F	D	C	F	G	A
S	P	Q	L	V	M	G	Z	I	S	K	C	H	I
R	X	J	A	I	T	Z	X	D	O	R	A	Q	V
A	C	C	E	P	T	A	N	C	E	N	V	X	C

acceptance empathy   guidance
caring   encourage   listening
comfort   family   trust
compassion friends   understanding

19

Word Searches with Anxiety Recovery Themes

Self-Care

These terms emphasize the importance of self-care practices for maintaining physical, emotional, and mental health.

Y	J	M	E	D	I	T	A	T	I	O	N	N
F	B	N	E	R	Z	N	N	G	O	O	O	H	S
L	G	V	R	Q	S	C	E	U	R	I	H	Y	J
E	S	H	B	V	W	S	Z	N	T	G	Y	G	O
I	D	I	Z	R	I	A	O	A	N	A	D	I	U
S	Z	T	M	C	E	I	X	I	T	U	R	E	R
U	I	U	R	A	T	A	R	J	K	N	A	N	N
R	C	E	K	I	L	E	T	O	M	Z	T	E	A
E	X	A	R	E	P	O	G	H	F	G	I	M	L
E	U	T	R	M	S	C	X	U	I	H	O	D	I
I	U	M	A	O	E	L	M	I	L	N	N	I	N
N	R	P	D	I	I	Y	E	P	V	P	G	G	G
V	J	Z	N	M	S	O	R	E	Z	I	N	J	P
R	F	Q	M	I	L	Y	J	Y	P	D	U	U	V

breathing journaling pampering
exercise leisure relaxation
hydration meditation sleep
hygiene nutrition unplug

Word Searches with Anxiety Recovery Themes

Herbal Remedies

Discover words related to the use of herbs and natural remedies in promoting health and healing.

E	K	C	D	G	I	N	G	E	R	K	G	N	Y
N	E	V	W	Z	M	Z	K	M	G	B	O	N	R
K	U	A	M	L	V	G	E	N	E	L	R	E	A
B	J	L	P	C	R	J	E	G	I	O	D	G	O
A	A	E	L	W	B	S	Q	C	H	N	C	T	E
A	A	R	O	X	N	U	O	T	E	I	I	C
T	A	I	B	I	U	R	W	V	J	R	N	P	H
U	Z	A	G	K	I	A	A	R	H	R	N	U	I
R	W	N	T	C	H	L	U	U	I	R	A	G	N
M	Y	Z	E	R	R	S	G	W	E	C	M	P	A
E	C	H	A	M	O	M	I	L	E	G	O	Y	C
R	V	T	E	R	Z	V	N	C	F	N	N	X	E
I	E	Z	P	E	P	P	E	R	M	I	N	T	A
C	B	D	R	O	S	E	M	A	R	Y	I	S	I

chamomile   ginseng   peppermint
cinnamon   hawthorn   rosemary
echinacea   lavender   turmeric
ginger   licorice   valerian

Word Searches with Anxiety Recovery Themes

Healing Tools

Explore terms that represent various tools and techniques used in the process of healing and recovery.

```
L H H C Q A V U K X C I N K
H O M E O P A T H Y B S M C
S Y P A R E H T A M O R A A
R Y S O U N D B A T H Q M B
N E E R U T C N U P U C A D
W O F R E Q Q A M E X J I E
S S I L D D E M Y M B K T E
L C L T E G F W V V I V O F
H T B A A X C F O E M R X O
L E S S T T O W R B G O R I
U L S R G S I L P H K J N B
K A X W V V Y D O G C C Z G
M C H A K R A R E G A G O Y
X L P M N H E O C M Y O W V
```

acupuncture   crystals   reflexology
aromatherapy   homeopathy   reiki
biofeedback   massage   soundbath
chakra   meditation   yoga

Word Searches with Anxiety Recovery Themes

Feelings and Emotions

Find words that describe a range of human emotions and the experience of feeling.

D	A	H	E	U	K	Q	C	F	O	S	Y	T	S
F	E	L	M	D	A	H	L	O	R	R	W	D	Y
S	M	W	B	E	C	R	O	U	N	N	J	V	B
P	U	S	G	T	Q	L	E	P	F	T	V	B	Z
N	A	O	J	I	Y	K	L	L	E	Y	T	E
E	U	R	I	C	L	O	C	L	I	F	O	N	X
R	K	P	G	X	N	A	D	G	W	E	U	J	T
V	D	C	F	E	N	A	F	H	L	X	V	L	O
O	B	P	L	X	D	A	A	E	P	N	Z	E	G
U	T	Y	S	A	D	P	U	D	A	K	C	F	D
S	X	Z	R	L	P	N	L	Z	Y	R	A	B	N
V	G	M	T	Y	X	T	S	J	D	M	F	V	I
Y	R	G	N	A	L	V	W	F	I	H	F	U	X
Q	A	T	W	B	O	M	Z	D	T	M	D	Y	L

angry
anxious
content
excited

fearful
happy
hopeful
joyful

lonely
nervous
relieved
sad

23

Word Searches with Anxiety Recovery Themes

Spiritual Wellness

This collection emphasizes words related to spiritual practices and beliefs that contribute to overall wellness.

F	B	M	I	N	D	F	U	L	N	E	S	S	T
R	D	W	W	M	Y	G	S	A	Z	Y	Z	F	N
U	G	O	Z	M	T	P	R	X	W	E	O	X	E
K	N	T	C	F	E	T	H	Z	D	T	N	P	M
S	B	D	J	H	N	D	X	Q	R	N	R	M	N
X	K	E	D	A	A	Y	I	A	H	A	X	G	E
M	A	D	M	G	U	K	N	T	Y	W	V	G	T
I	R	E	L	S	Y	Q	R	E	A	U	N	F	H
P	M	V	S	I	U	D	R	A	Q	T	P	D	G
F	A	O	H	I	K	S	O	Y	S	I	I	N	I
C	A	T	L	M	M	O	P	C	O	Y	X	O	L
Q	S	I	V	R	R	D	H	M	W	S	T	H	N
O	T	O	T	S	A	C	R	A	M	E	N	T	E
Y	S	N	W	H	S	G	I	V	H	Y	F	N	F

chakras
devotion
enlightenment
faith

karma
mantra
meditation
mindfulness

prayer
sacrament
tranquility
zen

24

Word Searches with Anxiety Recovery Themes

Gentle Exercise

Identify terms associated with gentle forms of exercise that promote physical health without causing strain.

```
E W M A C W W A L K I N G K
W G S Q Y G E T Q F E U N S
L T W U G A U L H U W T E J
G N I A A R L R L U Y T Z D
A Y M R K D I Q C H A L M V
V R M O H E X G K L Q I B Y
I G I B C N E U I A G O Y H
U N N I Z I G P E N Q L T G
O I G C C N H N I R Q Z T H
X L Q S A G A C O T L L J B
U C L Z F E N V X G H R V A
H Y E I R A R J A E I F X R
S C V C D T A I C H I Q D R
G N I H C T E R T S L E G E
```

aquarobics   gardening   swimming
barre   pilates   tai chi
cycling   qigong   walking
dancing   stretching   yoga

Word Searches with Anxiety Recovery Themes

Water Elements

These words focus on the calming and cleansing properties of water, highlighting its role in relaxation and renewal.

```
O F P W P N I D M I T Y O D
A E O D O R P C R E E K Q C
V O R O A S M V I O P M A D
I W G I P Z L A K E J Q K N
E A N J R S B P V S W F A R
L U F G X L Q Q G G T E C H
K D D M B C T Y O Z C H V U
I X R P X W B R O O K U P L
H T R T I Y E Y I J Y K E T
S T R E A M B A G V A Q M Y
I J R B V K C B P P E S M P
V N F M R A M R R O U R O P
M L F K C Q H H P M N H L O
R W A T E R F A L L X D J M
```

bay   lagoon   rain
brook   lake   river
creek   ocean   stream
fjord   pond   waterfall

Word Searches with Anxiety Recovery Themes

Sleep Hygiene

Discover terms that relate to practices and habits promoting restful and restorative sleep.

```
Z R E L A X A T I O N D R B
L C O N S I S T E N T O G E
E L B A T R O F M O C U E D
Q J M A T T R E S S E N I T
S T Z H D D Q R F D L N H I
C T Z Q A P U J U G M T J M
H Q K E R A K B S O N P S E
E C U N K Y L T H G I N V B
D M Q I M F B E A W F E D W
U P X T E R N Y O A F N E O
L V X U C T W L V Y I A V O
E F J O X V L C P W H J E I
C W F R Z I O L N B O C Z H
O X V H P Q A U M X E D I D
```

bedtime   mattress   relaxation
comfortable   nightly   routine
consistent   pillow   schedule
dark   quiet   unwind

Word Searches with Anxiety Recovery Themes

Music Therapy

Explore words connected to the therapeutic use of music to enhance emotional and psychological well-being.

C	P	T	P	L	S	P	B	P	D	A	J	B	K
Q	N	I	V	P	C	S	C	I	R	Y	L	O	H
D	V	M	K	M	L	N	F	G	G	G	E	H	Q
F	L	F	E	H	L	T	S	N	N	C	C	T	S
R	Y	J	T	P	Y	I	I	I	O	H	N	R	T
E	Y	H	B	L	N	N	L	M	U	Y	A	K	N
Q	P	C	X	G	E	A	P	M	M	H	M	W	E
U	S	Y	I	T	E	O	M	C	S	P	R	K	M
E	N	N	S	H	S	H	E	G	W	J	O	R	U
N	G	I	T	I	T	I	E	I	C	B	F	D	R
C	L	A	T	Y	G	G	E	N	V	D	R	S	T
Y	E	I	H	Z	H	T	N	F	C	G	E	M	S
B	O	R	H	A	R	M	O	N	Y	Z	P	D	N
N	A	S	K	M	E	L	O	D	Y	J	T	T	I

beat
composition
frequency
harmony
healing
instruments
listening
lyrics
melody
performance
rhythm
singing

Word Searches with Anxiety Recovery Themes

Art Therapy

This collection emphasizes the role of creative expression through art as a tool for healing and self-discovery.

H	P	S	E	J	Q	D	H	J	D	W	T	L	O
Y	D	C	K	I	X	X	Y	C	X	F	A	O	F
I	F	Q	U	E	A	O	Y	V	O	C	S	E	L
Y	T	I	V	I	T	A	E	R	C	L	R	X	D
X	E	L	G	N	E	C	Y	D	M	U	O	P	A
L	T	D	F	W	I	G	H	F	T	V	K	R	S
P	G	I	P	T	K	V	A	X	T	J	Z	E	C
P	E	S	A	Y	Y	L	E	L	B	Z	X	S	U
M	E	D	I	A	S	T	T	O	L	P	L	S	L
D	C	I	N	P	A	G	T	G	X	O	C	I	P
O	H	O	T	T	V	R	P	E	A	C	C	O	T
Z	R	A	I	M	N	R	T	V	L	Z	S	N	U
P	N	E	N	V	A	D	R	A	W	I	N	G	R
W	K	G	G	S	C	C	Y	U	G	S	H	W	E

canvas   creativity   painting
clay   drawing   sculpture
collage   expression   sketch
color   media   texture

29

Word Searches with Anxiety Recovery Themes

Garden Sanctuary

Find words that evoke the tranquility and healing potential of garden spaces and horticultural activities.

K	I	B	T	W	W	B	N	L	P	Y	U	B	S
S	V	V	E	N	L	J	P	H	S	Q	K	I	S
H	L	H	U	N	X	Z	U	U	B	A	L	S	L
R	G	S	M	D	C	I	X	E	R	L	W	R	B
U	W	R	D	L	W	H	U	A	E	D	Z	D	C
B	P	E	E	C	W	A	R	R	H	U	M	N	Z
S	P	W	V	E	G	E	T	A	B	L	E	S	Y
L	A	O	B	R	N	W	B	U	Q	R	L	A	T
G	Y	L	N	P	W	H	D	G	H	H	W	R	Q
K	V	F	F	D	W	V	O	F	A	H	Q	E	X
F	O	U	N	T	A	I	N	U	T	Z	P	Y	M
Z	X	C	K	O	O	M	L	A	S	G	E	J	Y
H	E	O	R	X	K	S	P	H	M	E	T	B	O
F	L	R	D	E	S	U	O	H	D	R	I	B	O

bench
birdhouse
flowers
fountain
gazebo
greenhouse
herbs
pathway
pond
shrubs
trellis
vegetables

30

Word Searches with Anxiety Recovery Themes

Animal Companions

These words highlight the comfort and emotional support provided by animals in our lives.

L	I	R	A	E	F	V	U	R	L	A	T	S	O
Q	G	X	M	H	U	W	E	M	Z	I	U	V	A
M	Q	F	M	I	S	T	E	Q	B	N	I	W	T
Z	W	S	O	I	S	N	Z	B	L	O	L	U	V
X	I	L	T	M	I	A	A	I	T	C	R	Y	F
S	Z	V	A	U	M	R	C	R	W	T	J	I	B
D	C	H	Q	G	H	P	L	D	L	Y	S	G	A
S	U	E	H	R	O	A	P	E	I	H	A	I	W
M	Q	W	H	T	P	R	F	E	R	R	E	T	W
E	R	E	C	V	W	R	P	E	Q	G	O	D	T
W	A	D	J	C	B	O	C	E	I	T	G	J	G
C	N	K	S	C	A	T	K	D	T	P	H	G	U
R	O	B	Z	U	W	U	M	N	O	S	U	R	W
R	E	U	G	U	I	N	E	A	P	I	G	G	R

bird ferret parrot
cat fish pets
dog guinea pig rabbit
equine hamster turtle

Word Searches with Anxiety Recovery Themes

Mindful Eating

Discover terms related to the practice of eating with awareness and intention, fostering a healthy relationship with food.

```
H U E C N A L A B I V J Q Z
N C Z L X A D B Q E A J P D
E O X C T N I R S I P H E O
V T U A A U S M E Z Y H Q W
V B A R W T E X T U R E Q P
P W O I I A U C N S K F P O
E M Z S C S R B S V E O G A
A K Z L B E H E K A R G I H
R W M O J G R R N T V A I B
A R Q W G E B P I E T O G D
W A I U Z Q T O P M S K R J
T E A O C S N S V A S S K B
E J H Q G T T N A R K Y D G
W J D C F G D G D T I J P I
```

appreciate   chew   savor
aroma   digest   slow
awareness   nourish   taste
balance   portion   texture

32

Maze Puzzles: Pathways to Calm

Navigating the Maze of Calm
Welcome to Maze Puzzles, designed for mindfulness and healing from anxiety. Each maze reflects life's winding paths and the journey to recovery. Navigate with present awareness and find peace in the journey.

Engaging with the Mazes
- Prepare Your Environment: Choose a peaceful, uninterrupted setting to enhance mindfulness.
- Mindful Start: Center yourself with deep breaths and view the maze as a path to mindfulness and peace.
- Focus on the Journey: Emphasize the process over the finish, noticing your movements and sensations.
- Embrace Challenges: Treat dead ends as opportunities to practice patience and acceptance.

For Mental Health Professionals
Maze puzzles can be a therapeutic tool, promoting mindfulness, problem-solving, and emotional regulation.

Encourage clients to share their experiences and reflections as they navigate the mazes, drawing parallels to their own paths of healing and growth.

Maze #1

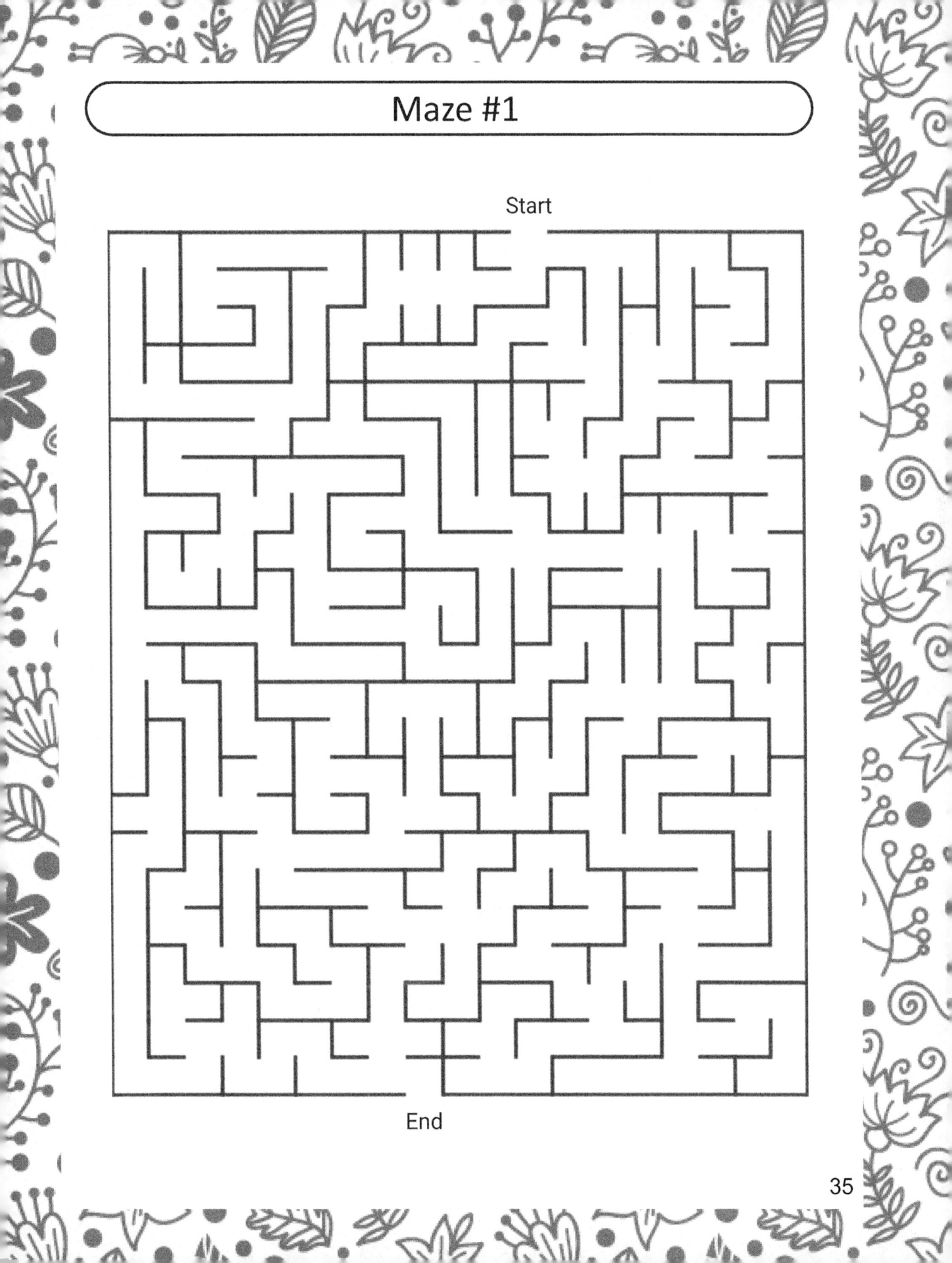

Start

End

Maze #2

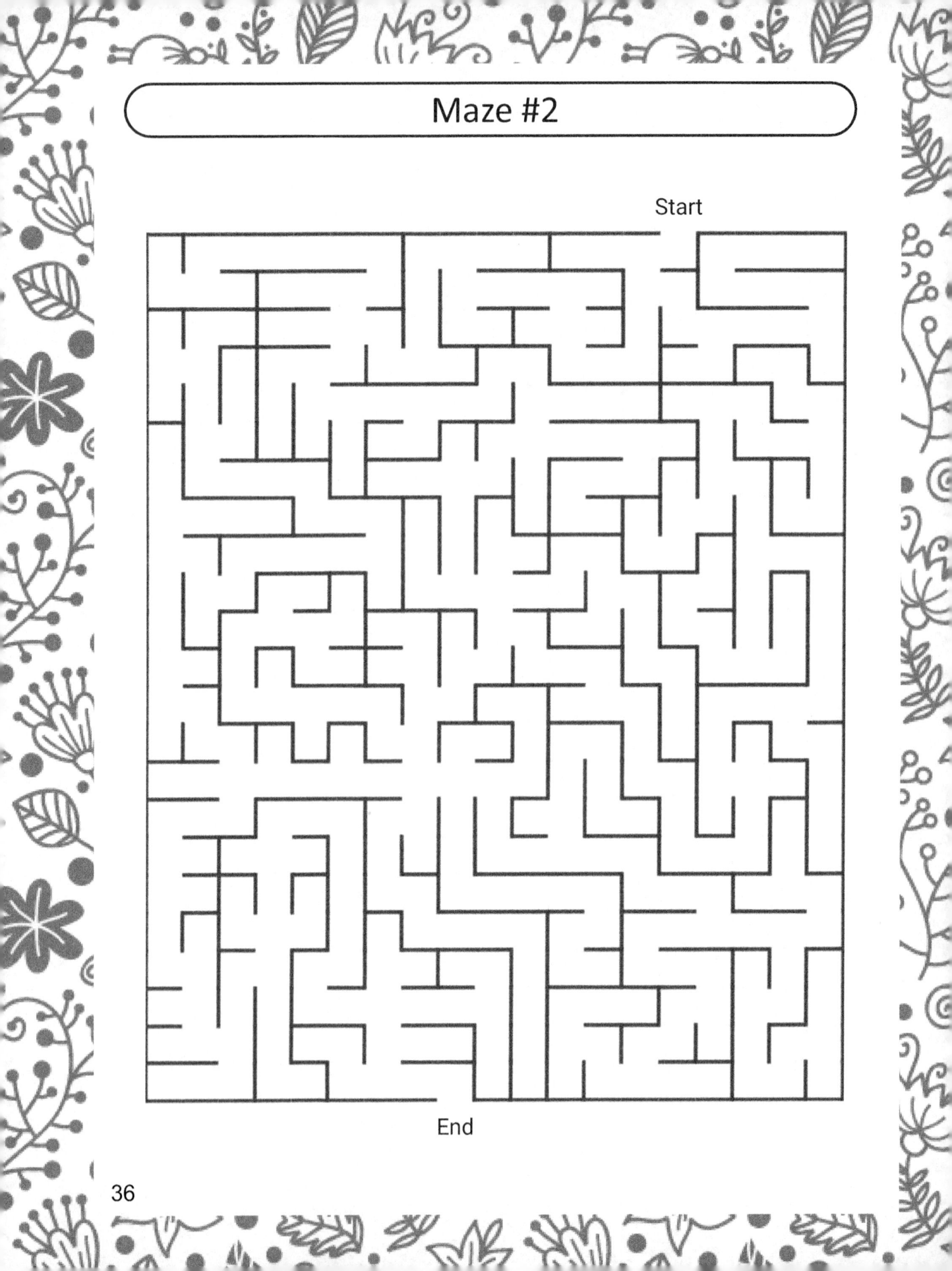

Start

End

Maze #3

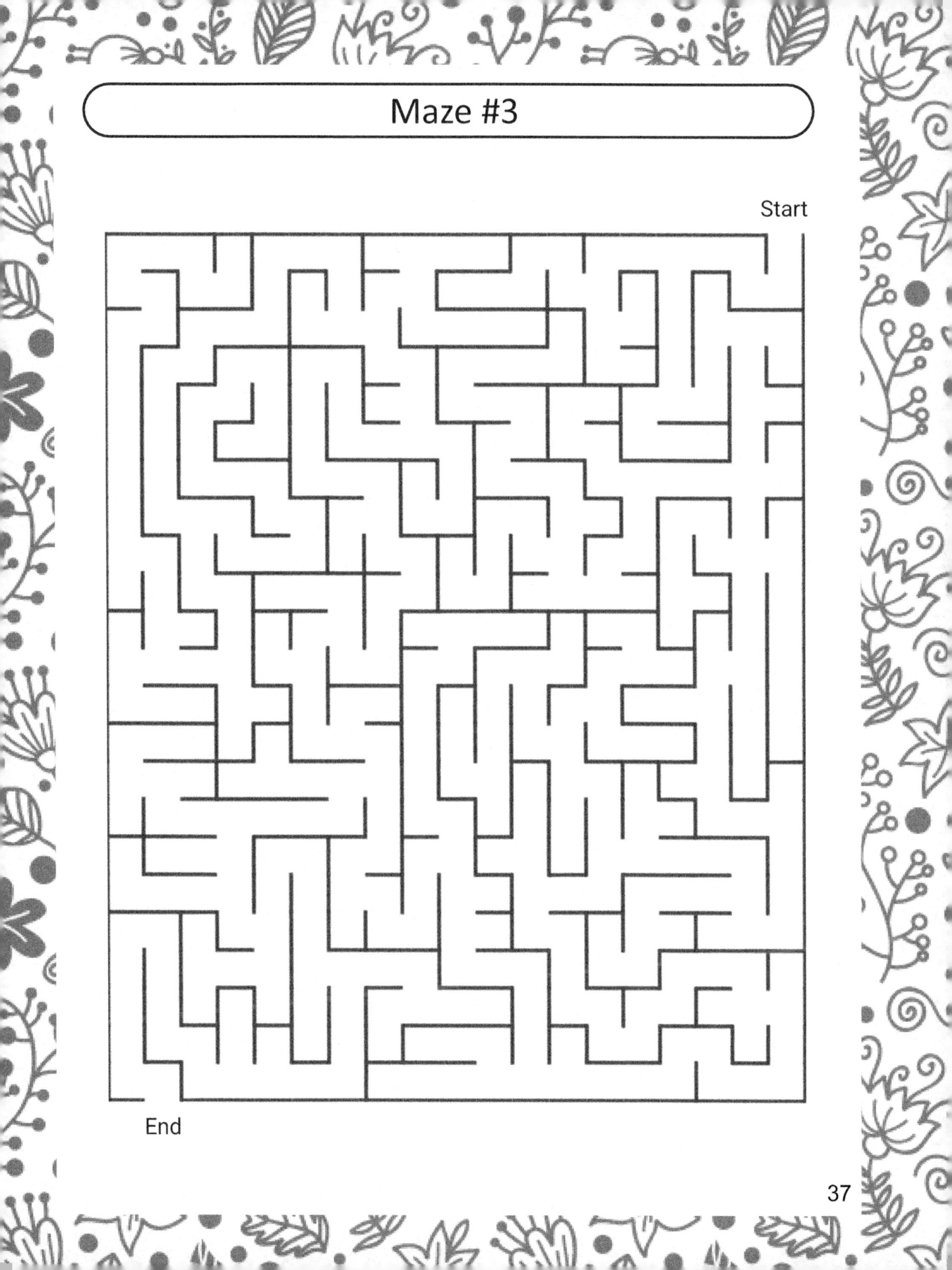

Start

End

Maze #4

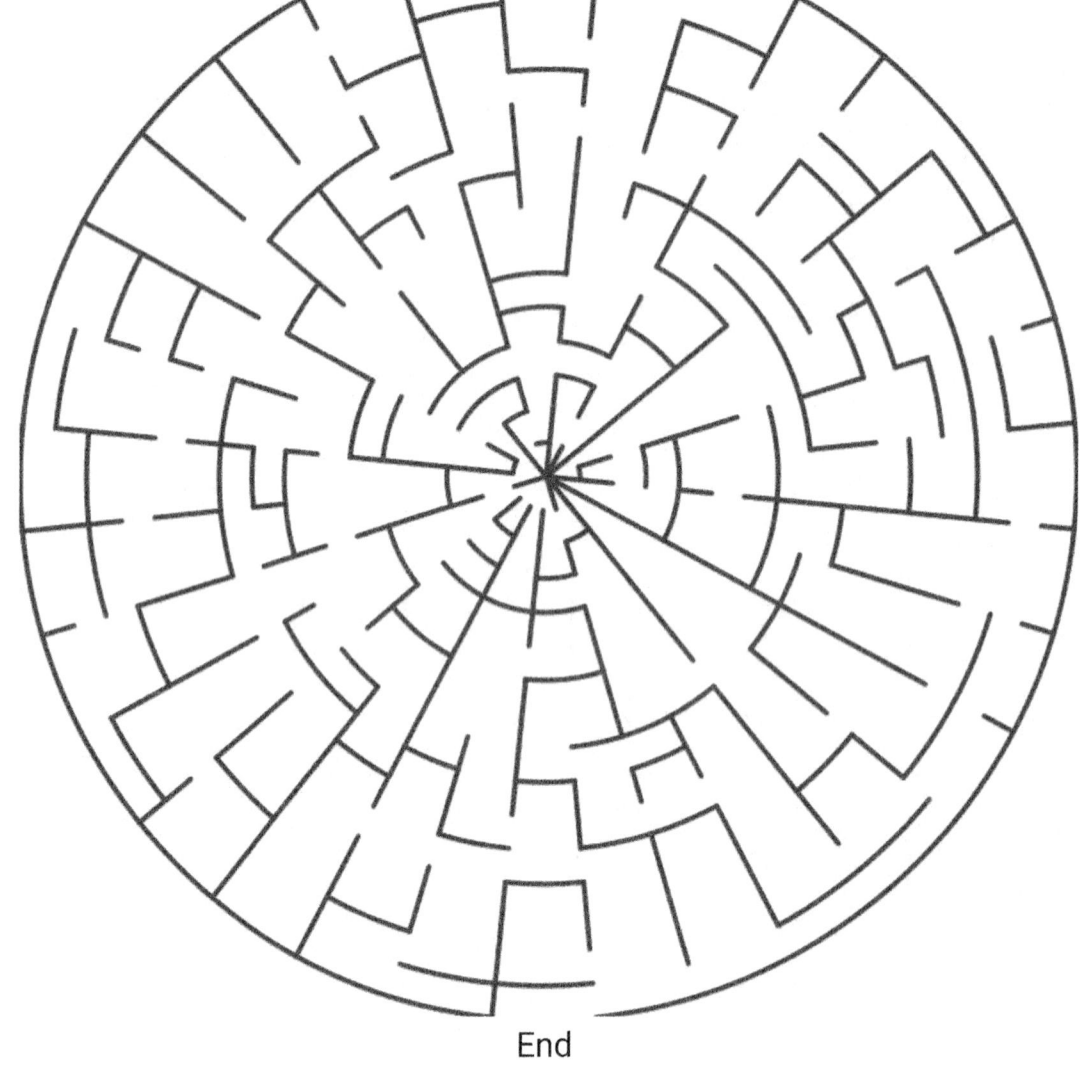

Start

End

Maze #5

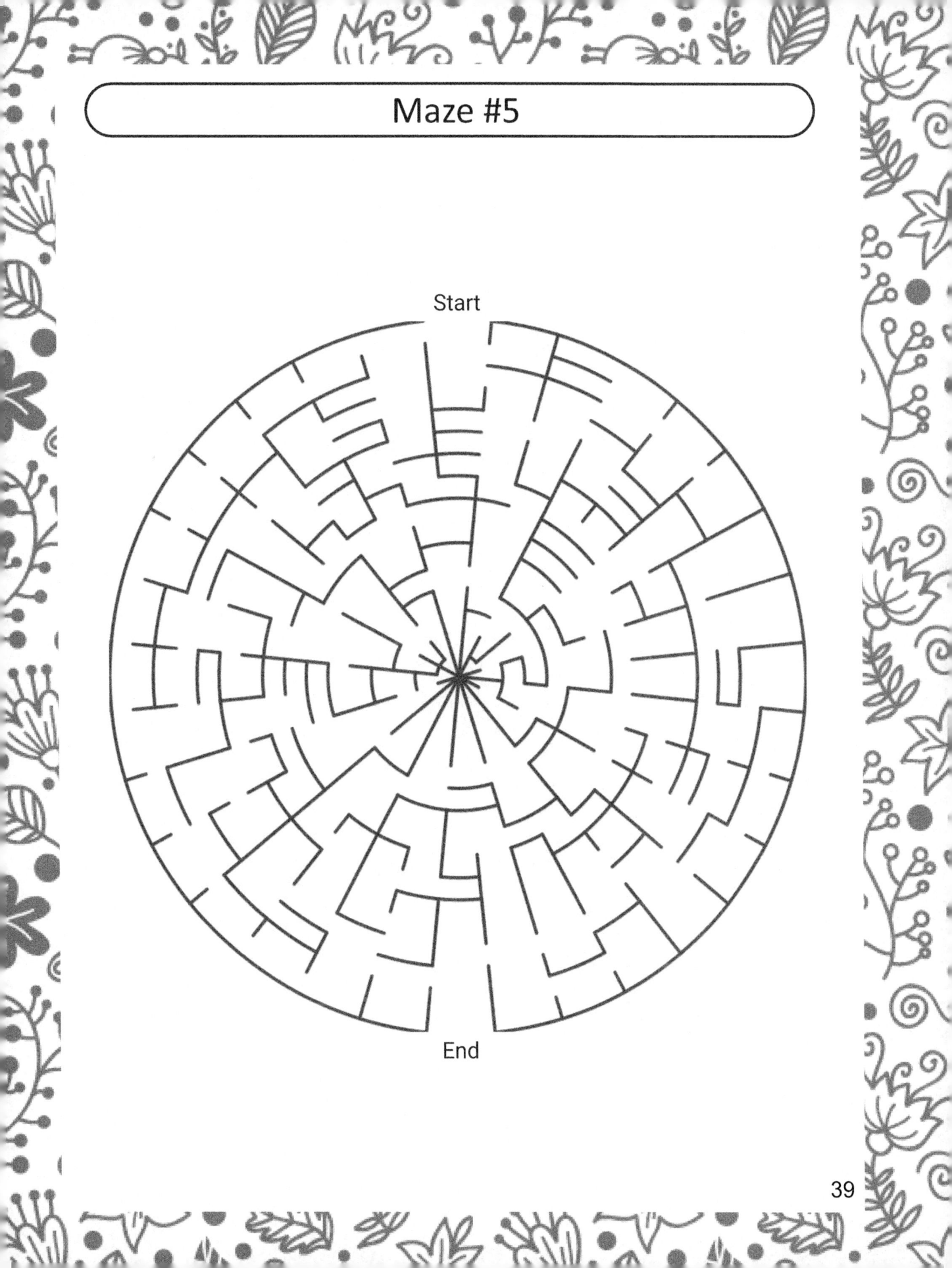

Start

End

39

Maze #6

Start

End

Maze #7

Start

End

41

Maze #8

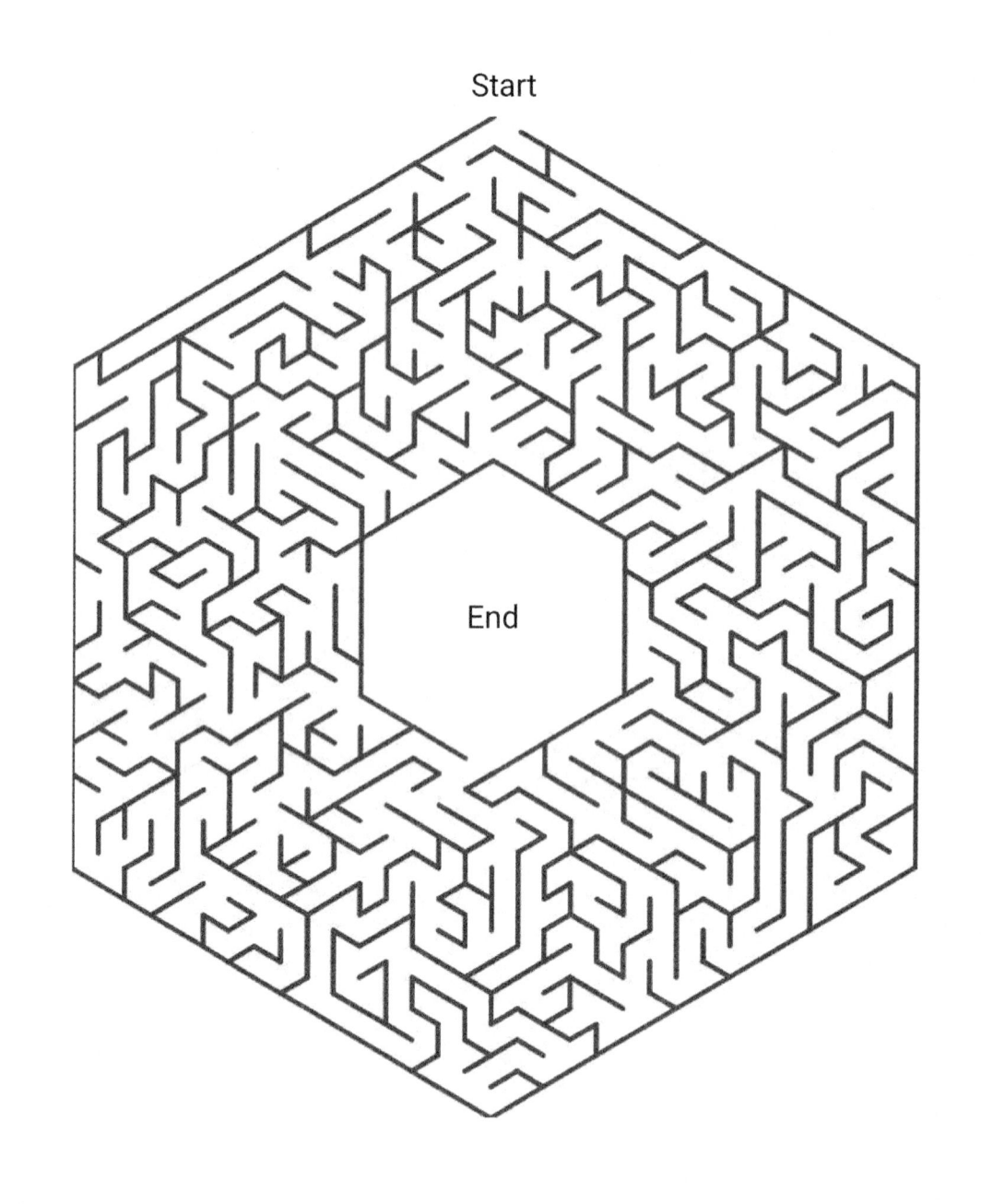

Start

End

Maze #9

Start

End

43

Maze #10

Start

End

Maze #11

Start

End

45

Maze #12

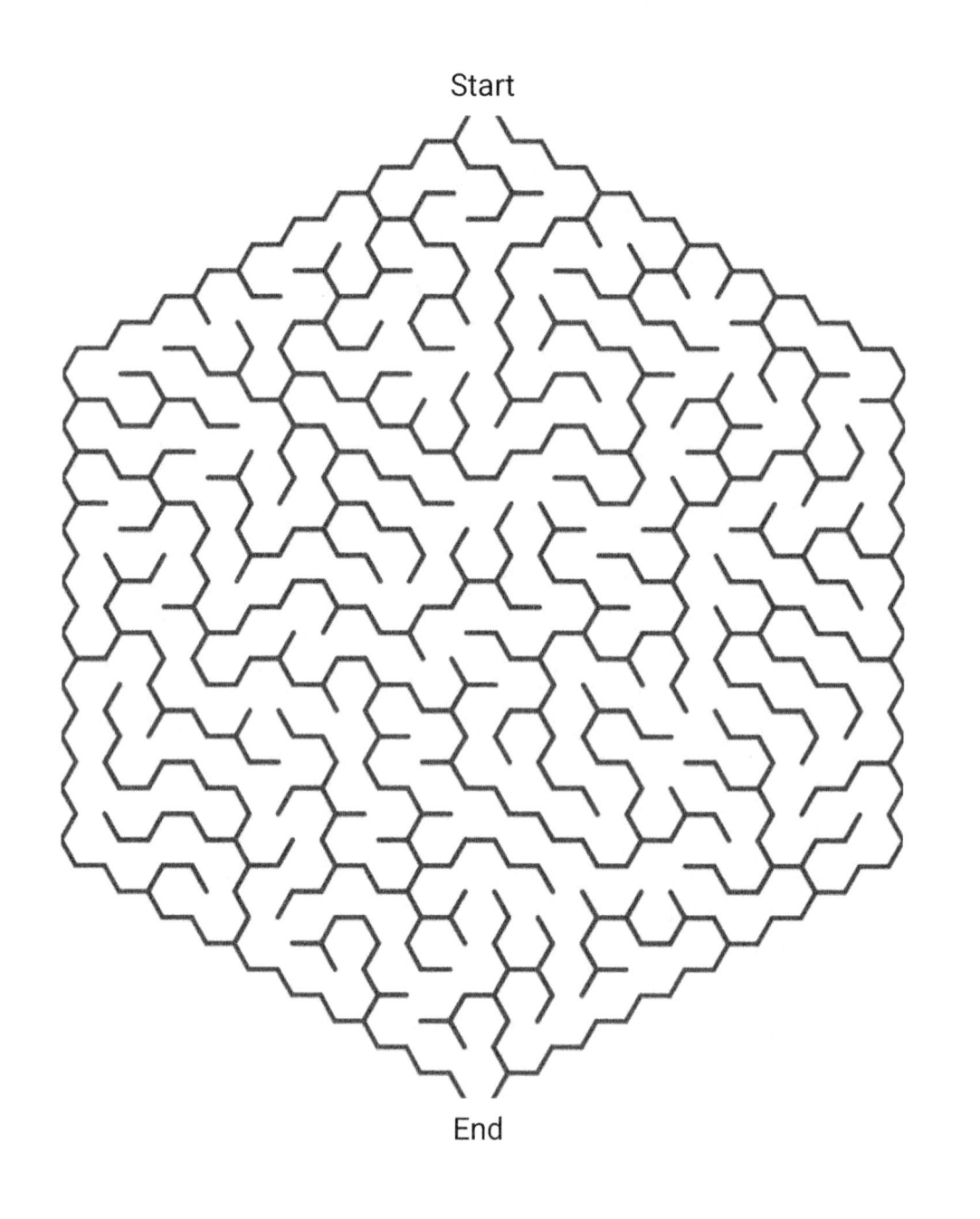

Start

End

Maze #13

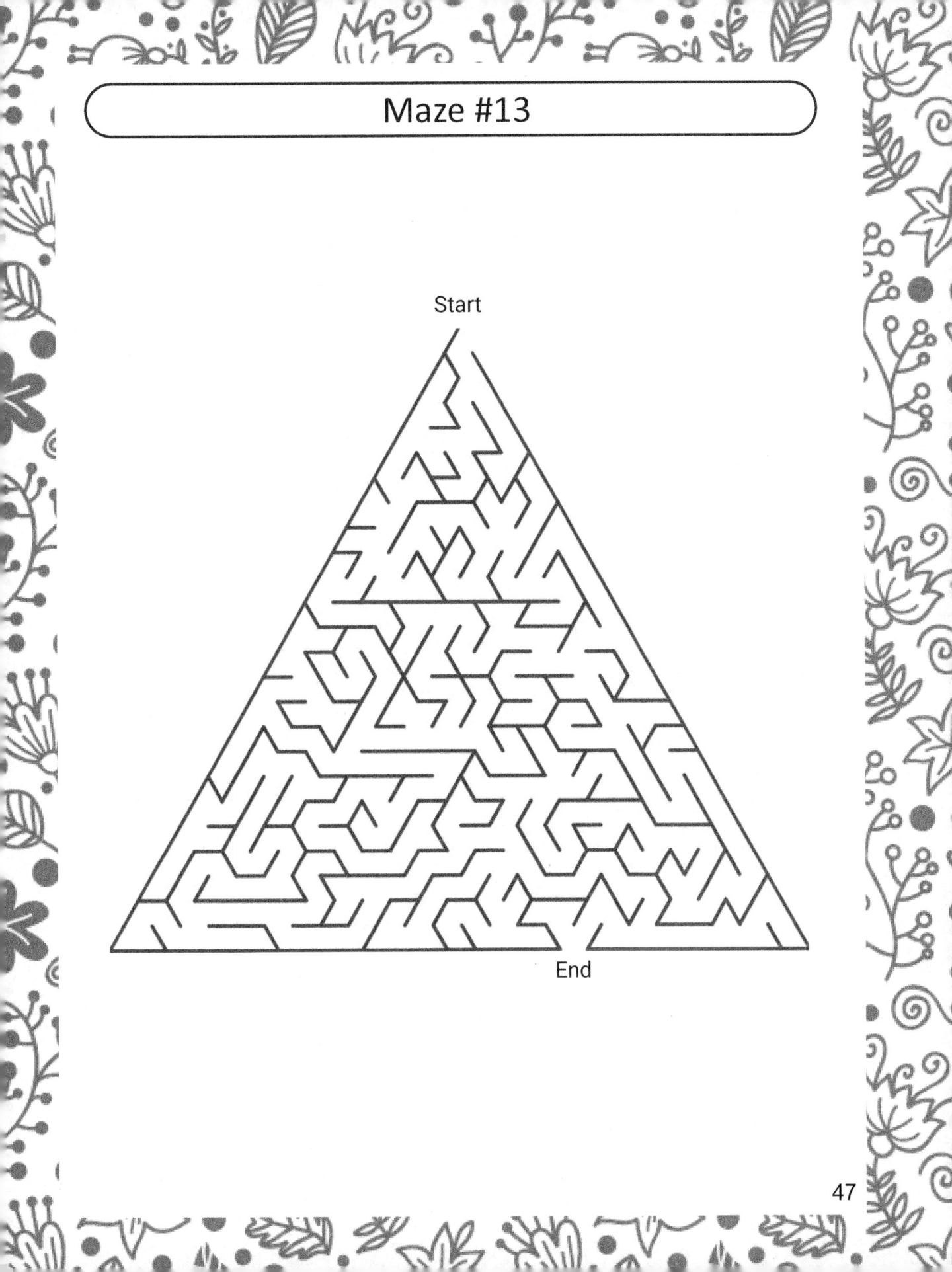

Start

End

47

Maze #14

Start

End

48

Maze #15

Start

End

49

Crossword Puzzles: A Mindful Exploration

Introduction to Crossword Puzzles

Welcome to Crossword Puzzles, which offer more than just vocabulary challenges. They serve as gateways to mindfulness, managing anxiety, and promoting overall well-being.

How to Use This Section

- Start Clear: Center yourself with a breathing exercise to enhance focus before starting the puzzles.
- Engage Mindfully: Pay attention to the tactile experience and your breath as you solve the puzzles.
- Embrace the Process: Engage with each clue and use challenges as opportunities to practice patience.
- Reflect: After finishing, reflect on your thoughts, feelings, and how you handled challenges.

Puzzle Themes

The puzzles here focus on mindfulness and anxiety recovery themes:

- Calmness: Achieving a serene state of mind through mindfulness.
- Grounding: Anchoring in the present moment to reduce anxiety.
- Relaxation: Relieving physical and mental tension for peace.
- Journaling: Expressing and reflecting to process emotions and track progress.

Solving the Puzzles

Clues: Each clue is carefully crafted to lead you to the answer and invite introspection and mindfulness.

Answers: The solutions found in the back of the book are not just keys to the puzzles but insights into the journey of healing and awareness.

For Mental Health Professionals

These puzzles can be used as therapeutic tools to facilitate discussion, reflection, and exploration of various themes related to anxiety and mindfulness.

Encourage your clients to share their experiences, insights, and any emotions that arise as they engage with these puzzles.

Breathing

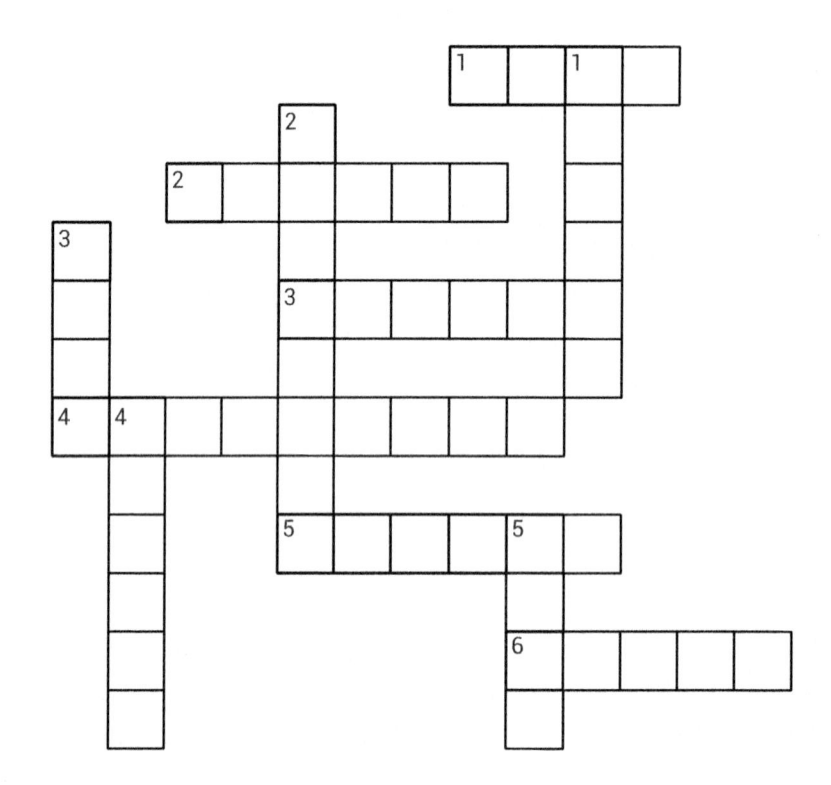

Across
1. Deliberately paced breathing for relaxation.
2. The act of inhaling and exhaling air.
3. Draw air into the lungs.
4. The practice of breath control in yoga.
5. Release air out of the lungs.
6. Pertaining to the nose, a common pathway for breathing.

Down
1. Essential gas that breathing supplies to the body.
2. Practice often accompanied by controlled breathing.
3. Type of breathing that uses full lung capacity.
4. The recurring sequence of breathing in and out.
5. Primary organ of the respiratory system.

Calm

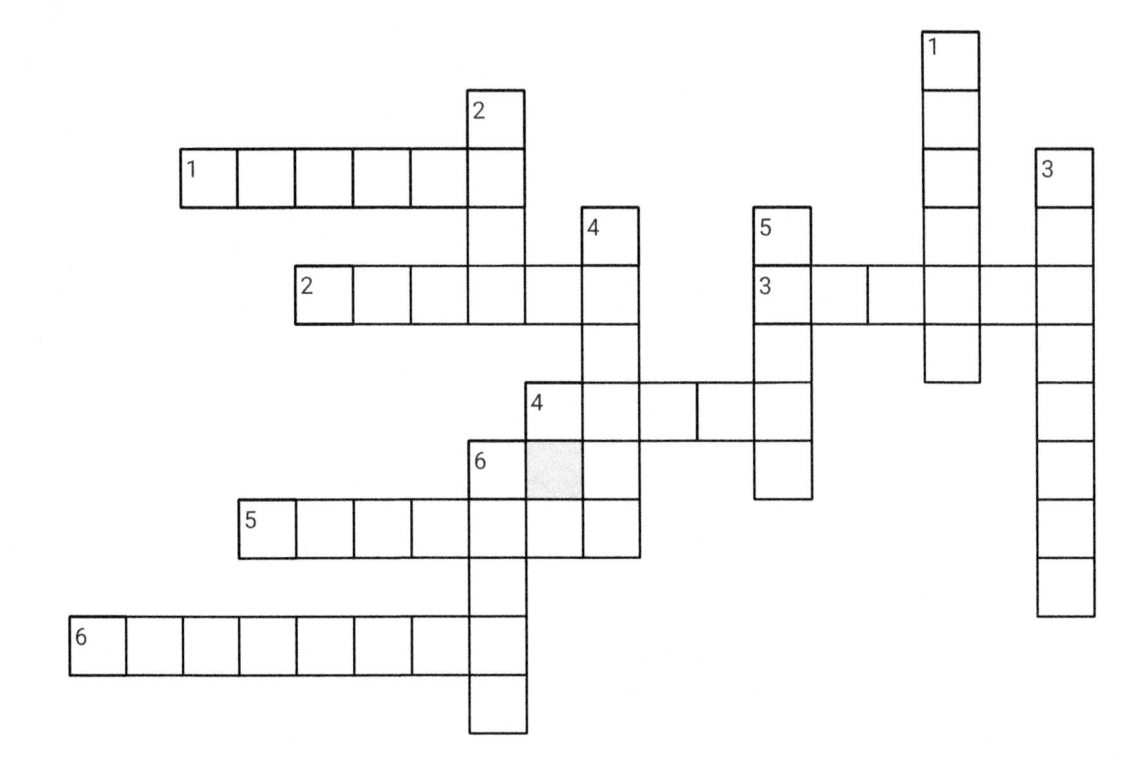

Across
 1. Soft or mild; not harsh or severe.
 2. Gently calm (a person or their feelings).
 3. Relax after a period of work or tension.
 4. Freedom from disturbance; tranquility.
 5. Take air into the lungs and then expel it, especially as a regular physiological process.
 6. Free from disturbance; calm.

Down
 1. Not easily upset or excited; calm and steady.
 2. Cease work or movement in order to relax, refresh oneself, or recover strength.
 3. Focus one's mind for a period of time for relaxation or spiritual purposes.
 4. Calm, peaceful, and untroubled.
 5. Making very little noise; absence of loud sounds.
 6. Not moving or making a sound.

Present

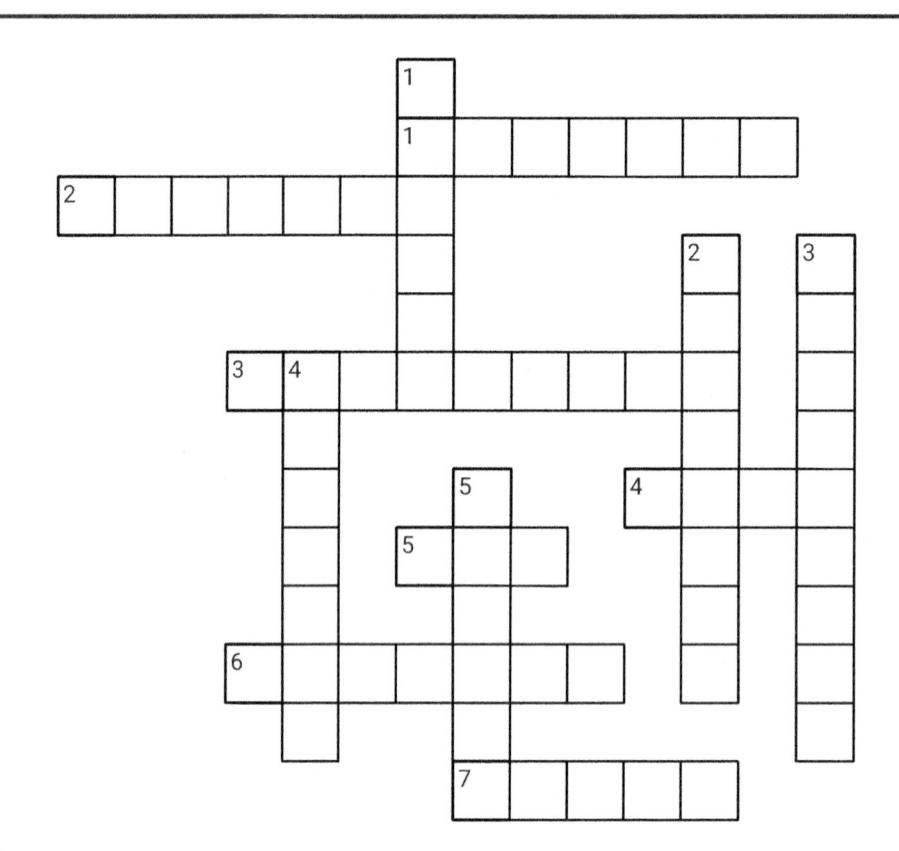

Across
1. Notice or perceive something and register it as being significant in the present.
2. A precise moment of time.
3. Occurring or done at once; instant.
4. In, at, or to this place or position.
5. The current moment or time.
6. Belonging to the present time.
7. This day or the present time.

Down
1. Attention given to someone or something in the current environment.
2. The state or fact of existing, occurring, or being present.
3. Knowledge or perception of a situation or fact in the immediate environment.
4. Consciously aware of something.
5. A very brief period of time; point in time.

Awareness

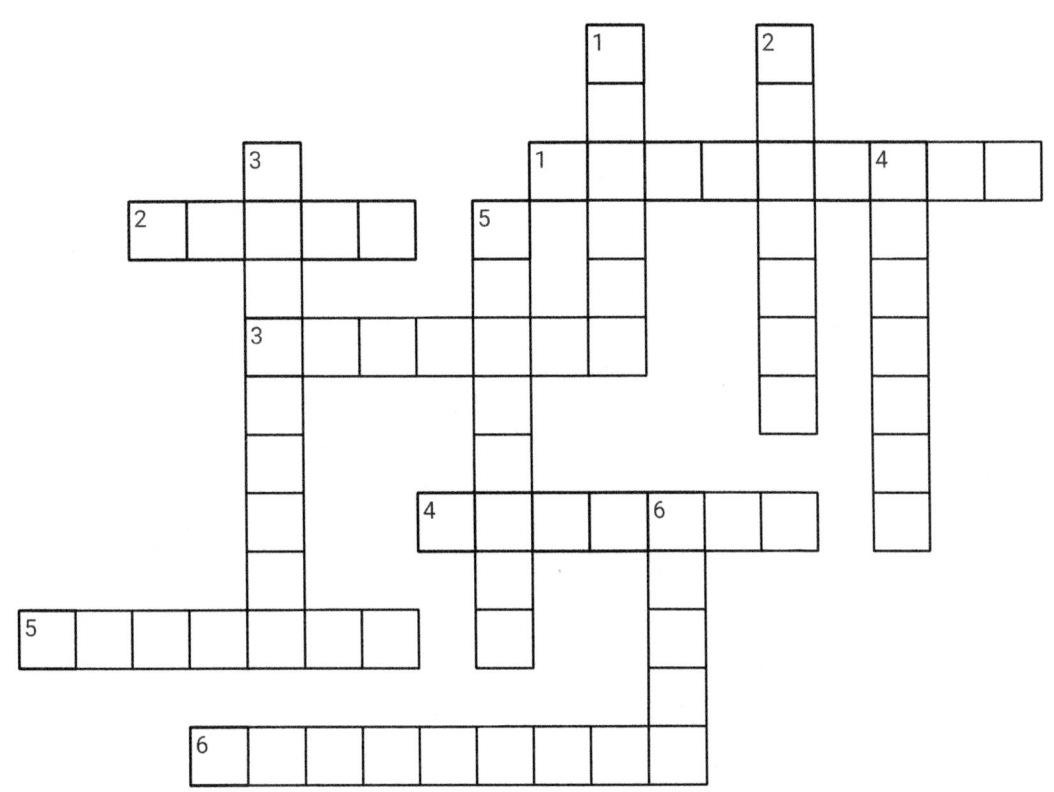

Across
1. Paying close attention to something.
2. Quick to notice any unusual and potentially dangerous or difficult circumstances.
3. Notice or perceive something and register it as being significant.
4. Consciously aware of something.
5. Think deeply or carefully about.
6. Aware of and responding to one's surroundings.

Down
1. Attention given to someone or something in the immediate environment.
2. Relating to sensation or the physical senses.
3. Identify something or someone from having encountered them before.
4. The capacity to gain an accurate and deep understanding of someone or something.
5. Become aware or conscious of something.
6. The center of interest or activity; concentrated attention.

Grounding

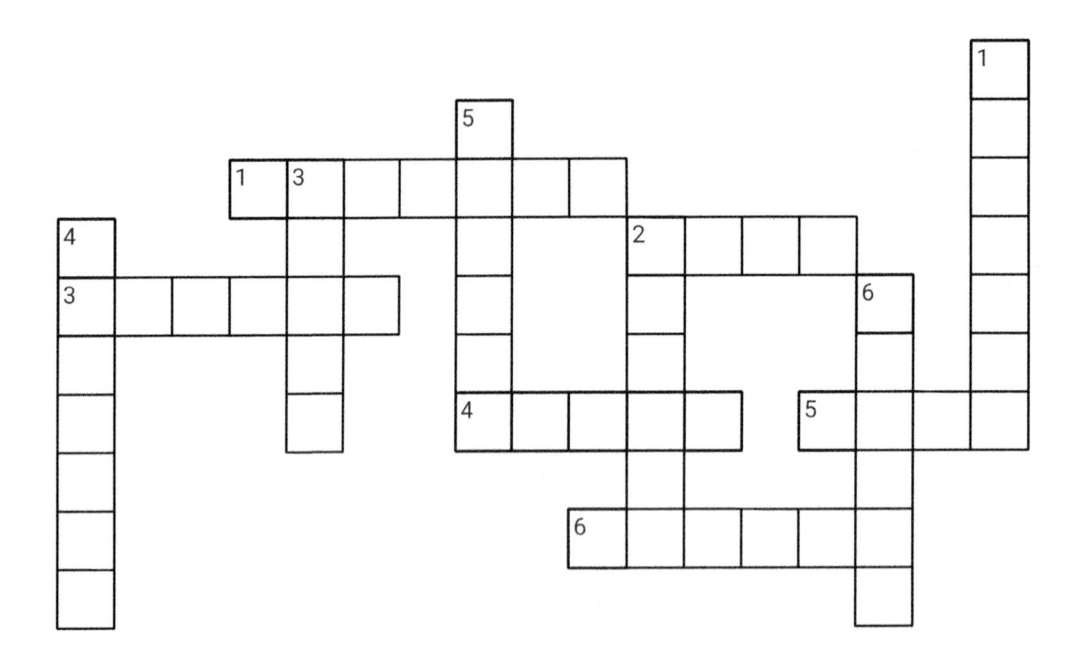

Across
1. Take air into the lungs and then expel it, especially as a regular physiological process.
2. Peaceful, quiet, and without worry.
3. A heavy object used to moor a vessel; a source of stability.
4. The ground or soil; a connection to the physical world.
5. The lower extremities of the legs; they connect us to the ground.
6. The solid surface of the earth; to make someone stable.

Down
1. Existing or occurring now.
2. The middle point or part; a focus of stability.
3. The parts of a plant that attach it to the ground; a symbol of being grounded.
4. An even distribution of weight enabling stability.
5. Firmly fixed; not likely to move or change.
6. Firmly fixed, supported, or balanced; not shaking or moving.

Meditation

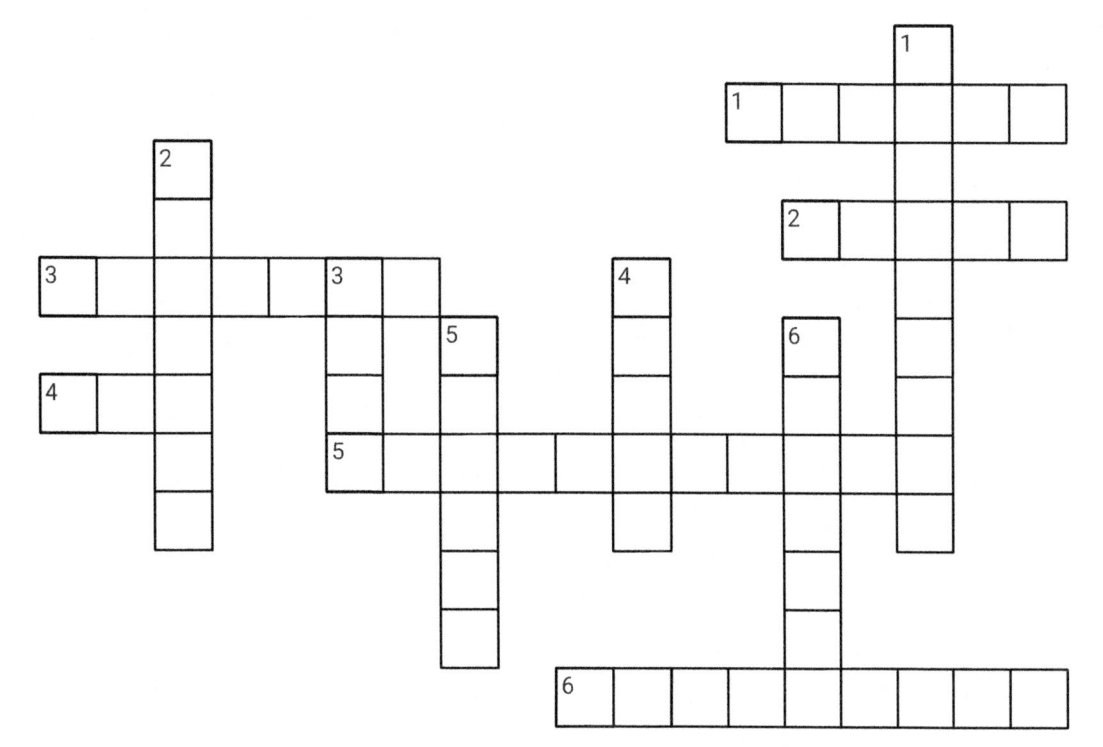

Across
1. The middle point or part; a focus of stability in meditation.
2. Make or become less tense or anxious.
3. Complete absence of sound, often used in meditation to promote inner peace.
4. A state of calm attentiveness in which one's actions are guided by intuition rather than by conscious effort.
5. The quality or state of being conscious and aware.
6. Knowledge or perception of a situation or fact in the immediate environment.

Down
1. The absence of movement or sound.
2. A state of emotional and mental stability.
3. Peaceful, quiet, and without worry.
4. The center of interest or activity; concentrated attention.
5. A word or sound repeated to aid concentration in meditation.
6. Take air into the lungs and then expel it, especially as a regular practice in meditation.

Acceptance

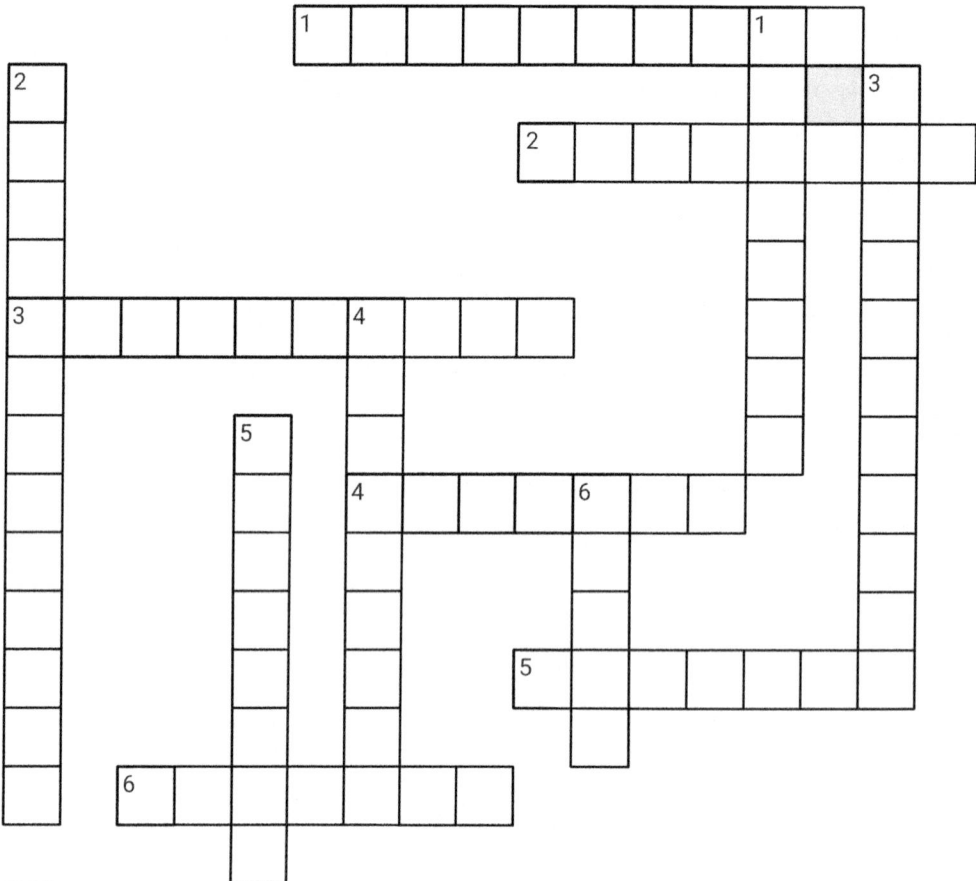

Across
1. Sympathetic pity and concern for the sufferings of others.
2. The capacity to accept or tolerate delay, trouble, or suffering.
3. To perceive the intended meaning or grasp the significance of something.
4. To accept willingly and enthusiastically.
5. To stop feeling angry or resentful toward someone.
6. A feeling of deep admiration for someone or something.

Down
1. Willingness to consider new ideas and listen to others.
2. Without passing judgment on others.
3. To accept or admit the existence or truth of something.
4. The ability to accept others' differences and beliefs.
5. The quality of being friendly, generous, and considerate.
6. To let something happen without interference.

Focus

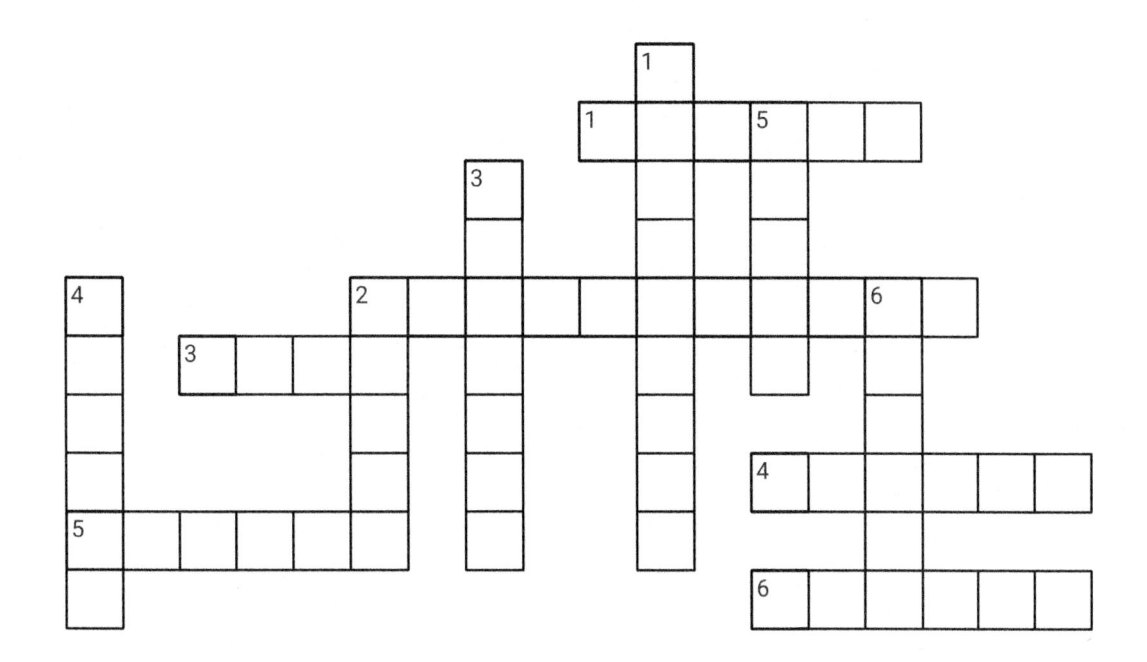

Across
1. Firmly fixed, supported, or balanced; not shaking or moving.
2. To focus all one's attention on a particular object or activity.
3. The object of a person's ambition or effort; an aim or desired result.
4. Occupy, attract, or involve someone's interest or attention.
5. The middle point or part; a focus of interest or activity.
6. Aiming or planning something with a clear purpose.

Down
1. Notice taken of someone or something; the regarding of someone or something as interesting or important.
2. Easy to perceive, understand, or interpret; free of clutter.
3. Consciously aware of something.
4. Extending or moving from one place to another by the shortest way without changing direction or stopping.
5. Quick to notice any unusual and potentially dangerous or difficult circumstances.
6. An objective or result toward which efforts are directed.

Journal

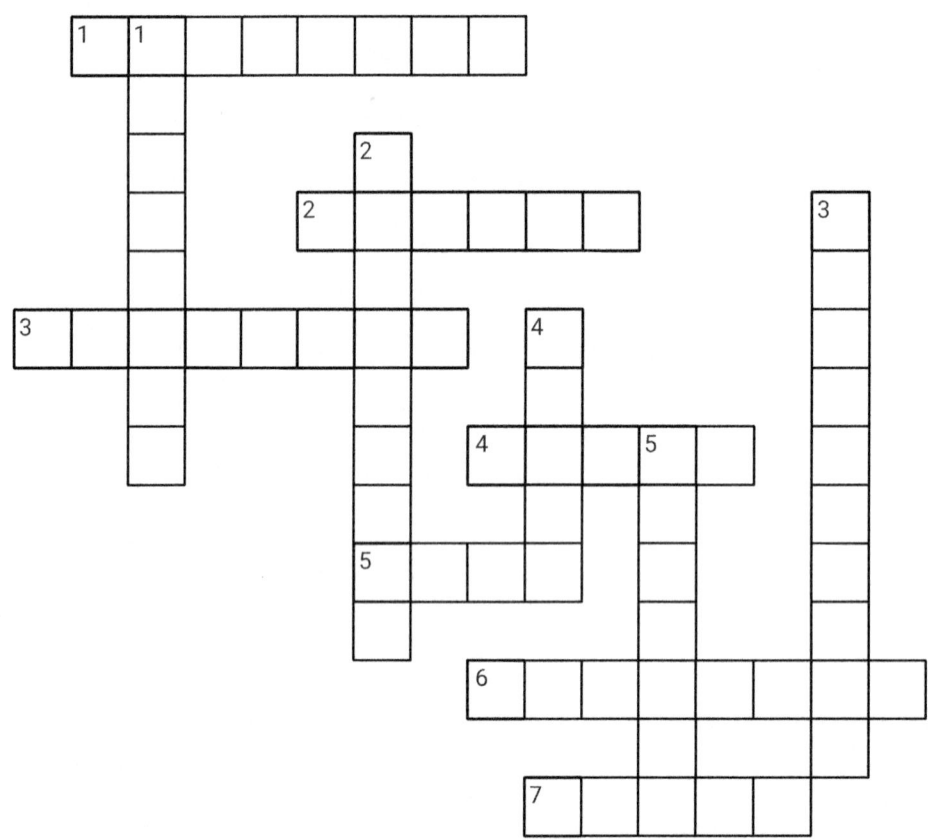

Across
1. Recollections of past experiences or events.
2. A question or statement to inspire journal writing.
3. Ideas or opinions produced by thinking.
4. A personal record of daily experiences and thoughts.
5. A particular day of the month or year, usually recorded at the start of a journal entry.
6. A book of blank pages for writing notes or journal entries.
7. A single piece of writing in a journal.

Down
1. Strong feelings derived from circumstances or relationships.
2. The quality of being thankful; readiness to show appreciation.
3. Serious thought or consideration, often recorded in a journal.
4. To compose text on paper or a digital device.
5. To think deeply or carefully about something.

Relax

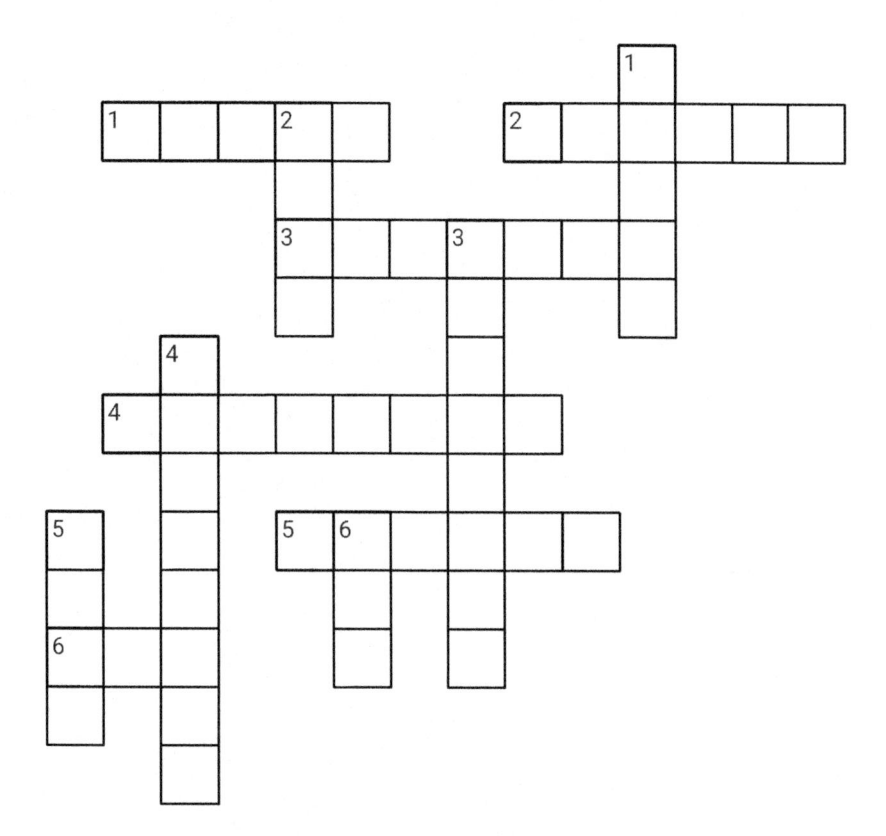

Across
1. Freedom from disturbance; tranquility.
2. To lie, sit, or stand in a relaxed or lazy way.
3. Free time when someone is not working and can relax.
4. The state of being calm, peaceful, and untroubled.
5. To relax after a period of work or tension.
6. A place offering health and beauty treatments for relaxation.

Down
1. Making very little noise; calm.
2. Peaceful, quiet, and without worry.
3. Having a gently calming effect.
4. To engage in contemplation or reflection.
5. Cease work or movement in order to relax.
6. A short sleep, especially during the day.

Sudoku: A Journey of Logic and Mindfulness

Introduction to Sudoku
Welcome to Sudoku, where logic enhances mindfulness, providing a path to clarity and focus through engaging number puzzles.

How to Engage with Sudoku Mindfully
1. Prepare Your Environment: Choose a quiet, comfortable space for undisturbed focus.
2. Set an Intention: Decide on a goal for your session, like staying present or enjoying the process.
3. Breathe: Maintain deep, even breaths, using them to refocus when needed.
4. Embrace the Process: Tackle puzzles with curiosity, enjoying the journey without rushing to solve.

The Puzzles
This section offers Sudoku puzzles designed to challenge your logic, pattern recognition, and problem-solving skills.

Tips for Solving Sudoku
1. One Step at a Time: Fill in numbers one by one, using elimination to find their places.
2. Patterns: Utilise recognisable patterns and strategies like scanning.
3. Pause and Reflect: Take breaks when stuck to gain new perspectives upon returning.

For Mental Health Professionals
Sudoku can be a valuable tool in a therapeutic setting, offering clients a way to focus their minds, reduce anxiety, and improve cognitive function.

Encourage clients to approach Sudoku mindfully and to reflect on their experience.

Sudoku - 4x4 Grid

Sudoku # 1

2		1	4
			3
3		2	

Sudoku # 2

3			
	4		
4		1	2
			4

Sudoku # 3

	1		3
		1	
	2		
4		2	

Sudoku # 4

	2		1
		2	
			3
	4		

Sudoku - 6x6 Grid

Sudoku # 5

3		4	2		1
	1			4	
4				3	
5				2	4
					5
	5			6	

Sudoku # 6

3	2		1		
1			4		
	5	6	3		2
		3		4	
6					
5				6	1

Sudoku # 7

			4		
4		1	5		2
	3		6	5	4
				6	
	2	6	1		3

Sudoku # 8

	6			1	4
4	1		6	5	2
			5		1
	5	4			3
	3				6

Sudoku - 9x9 Grid

Sudoku # 9

9			1				4	
7		1		4	8			6
				6				
8		4	7					
				2	8		1	3
3	7	9		2		5		
2				8	5			
1				3		7		

Sudoku # 10

4		7						
8		3		5		7		1
			6	9		7		
						8		
	4							
5	8		6		9		2	
				8	2			7
						2	9	3
3	7		1				4	

Sudoku # 11

			4	9		2		
		5	8			9		
1	4			2	5			
	3		6		4			8
5	7		2					6
4						2		
								1
			9	1		5		
		7		4				9

Sudoku # 12

				2			8	4
				3				
		1		8	3	6	9	
			4					
6			7			3	1	
7	5			9		4		6
					7		4	
				6				5
2		6	8	5		1		

Sudoku - 9x9 Grid

Sudoku # 13

	4	8	1					
1		4		5				
	8				2			
	4		3	8		5		
	1					3		
		8		9	2		7	
	2	7						
4		3	6					
5			7	4		3		

Sudoku # 14

	3	5						7
	8	9					1	
1				9			4	5
6		4						
5					6			
		8	1		7			4
				9	2			1
	4					8	5	
			4		3		2	6

Sudoku # 15

		3		8		5		
			4		5			
		8						
9	3					4	7	1
	4	2		7	1	8		
			9	3				
8		9	1				2	
	6	5			7		8	
			8	9		3		

Sudoku # 16

3	5							
	6	7	8		2			1
	1			3			8	
6			7		9		4	
	9							
	7		2		5			6
2			5		8	9	7	
		1				8		
				3				

67

Sudoku - 9x9 Grid

Sudoku # 17

				7		5	6	
3		2				9	7	
				1			4	
	6	8						9
	9		1	2				
	7		3					5
	3				6			
	1	9			5			
8			7		3		2	

Sudoku # 18

		6	2			7	3	
4	9					6		
	2			5	4			
			1	9	2	3		
2	8							
					7		8	
3	2		7	6			4	
5		3					7	
	8							

Sudoku # 19

2		5		4			3	
	8	1	9			4	5	
			5					
6					1	3		
					8			
5		8	6	3				
		7	3			1	2	
			8					
9					2	7		6

Sudoku # 20

	1				7	9		4
6				8	3			
		4						8
4				2				1
7		3	1	9	5	4		
1							5	7
		8	5	7	4			
			6					2

Part III: Coloring Pages - A Palette of Healing

Emotions in Hue: coloring Your Feelings
Dive deep into the world of emotions with pages that invite you to express your feelings through color. From the swirling energies of joy and love to the tranquil shades of serenity, let your palette reflect your inner emotional landscape.

Mandala coloring Pages
Mandalas, sacred circles used for meditation and healing, represent inner journeys through intricate designs, promoting mindfulness and balance as you color.

Botanical coloring Pages
Nature promotes peace and rejuvenation; these pages with flora and fauna connect you to life's earthy essence, grounding you as you color.

Landscape coloring Pages
Embark on a journey through the countryside and far-away places; these landscapes inspire reflection and imagination, promoting inner tranquility and exploration.

Abstract Patterns coloring Pages
Abstract art enables expression of thoughts and emotions, inviting personal interpretation and making each piece a reflection of your inner world.

Motivational Quotes coloring Pages
Words inspire and uplift; these coloring pages with motivational quotes enhance your healing journey as you color.

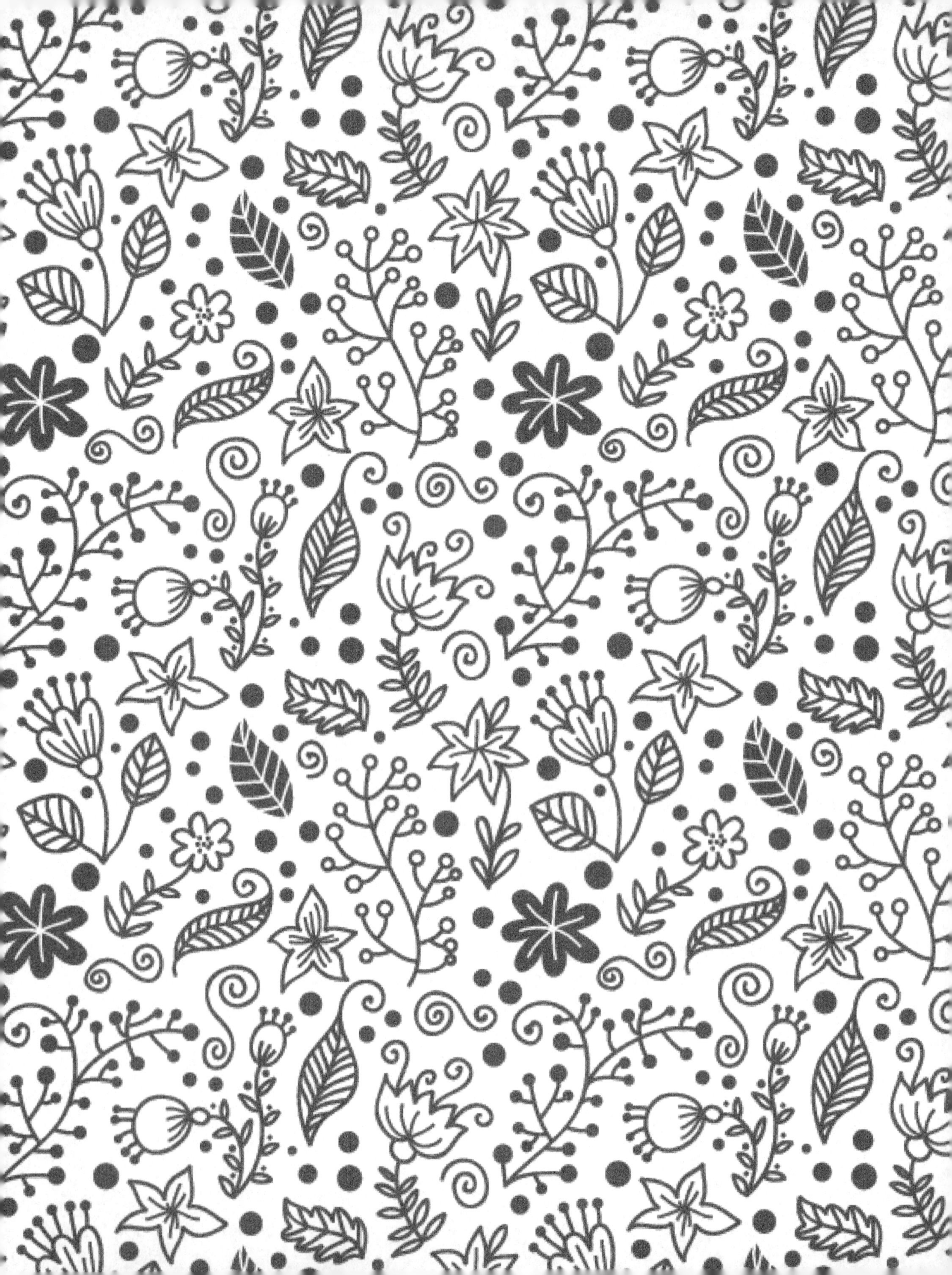

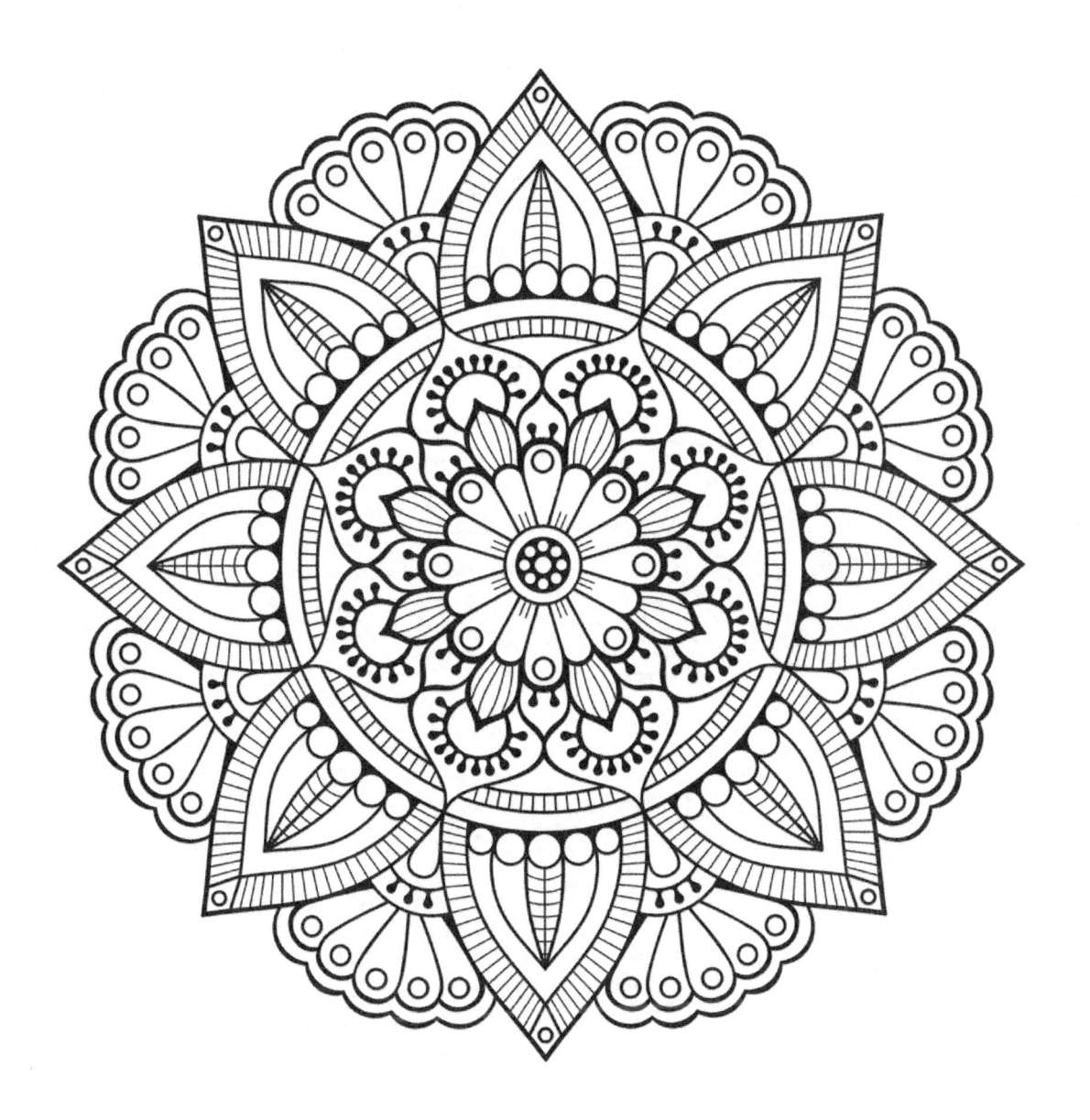

Mandalas

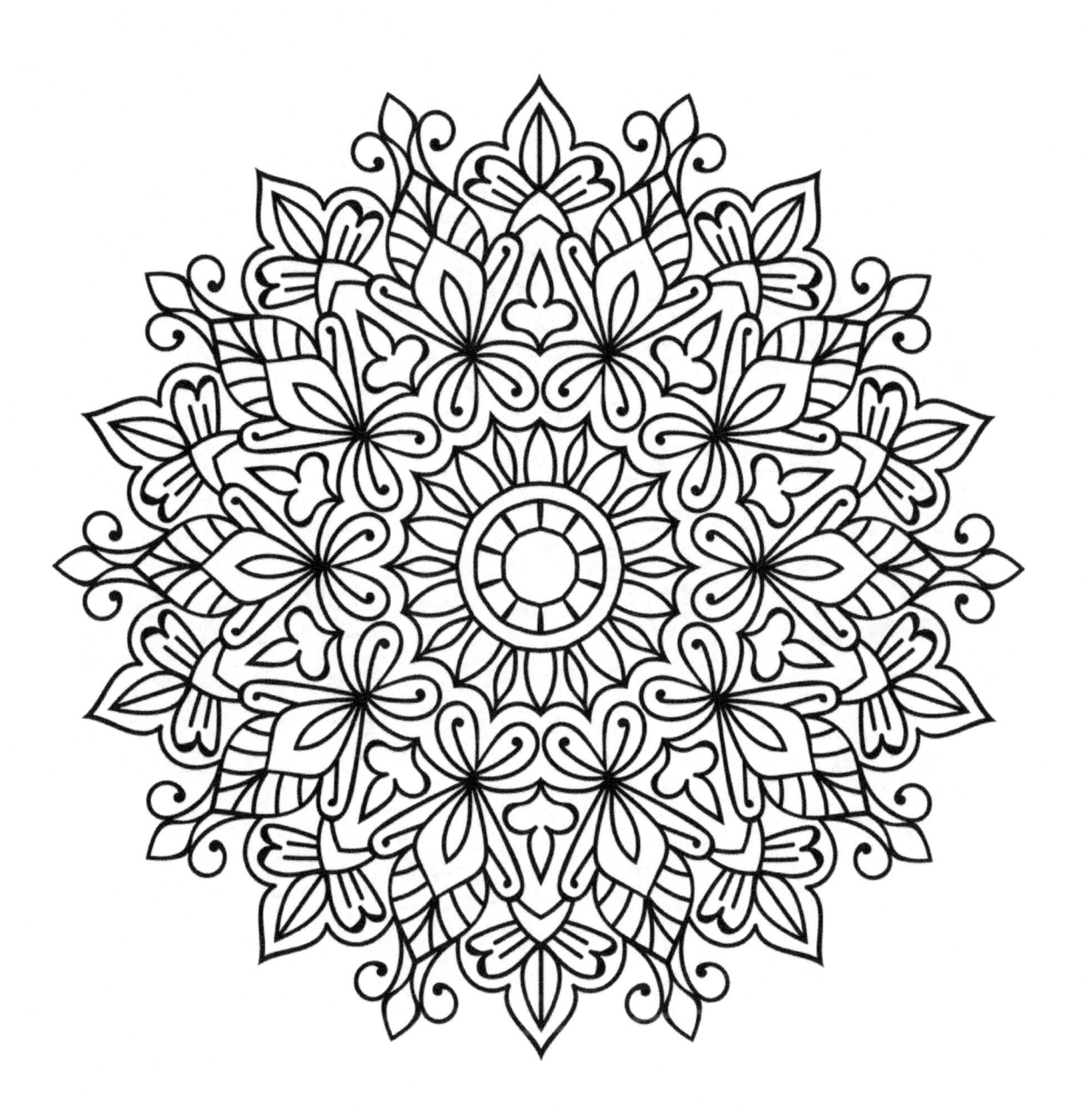

Mandalas

Mandalas

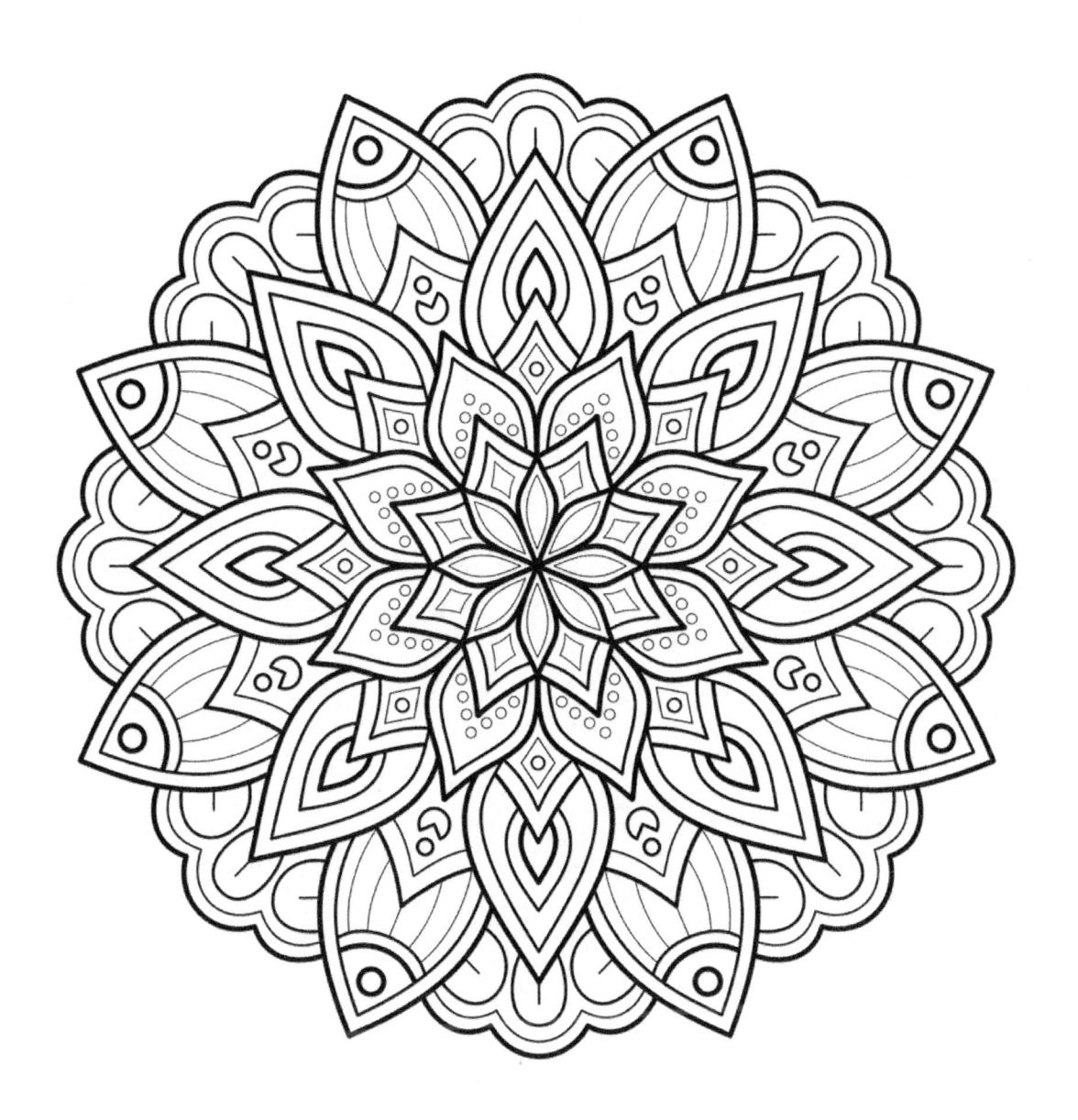

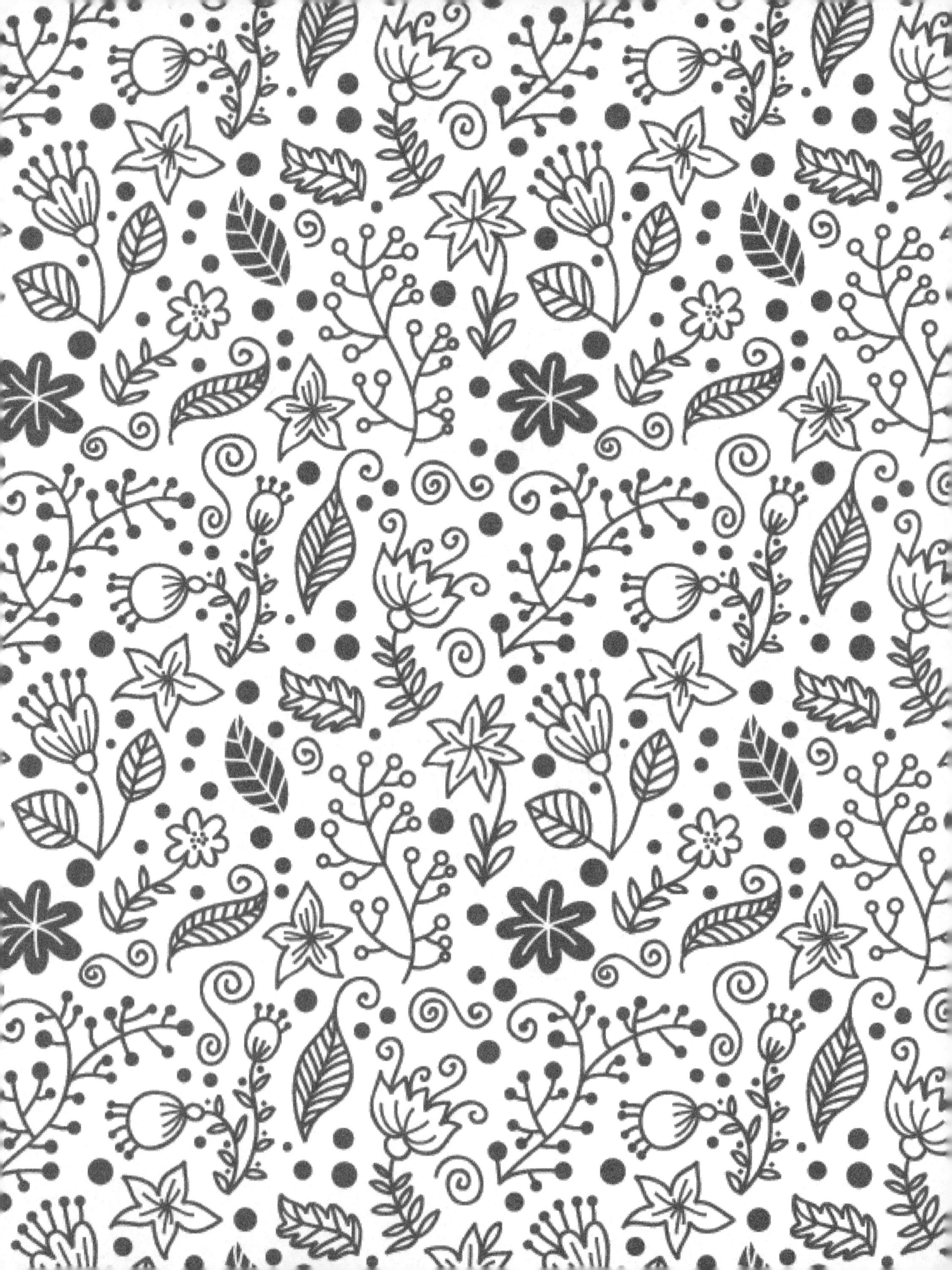

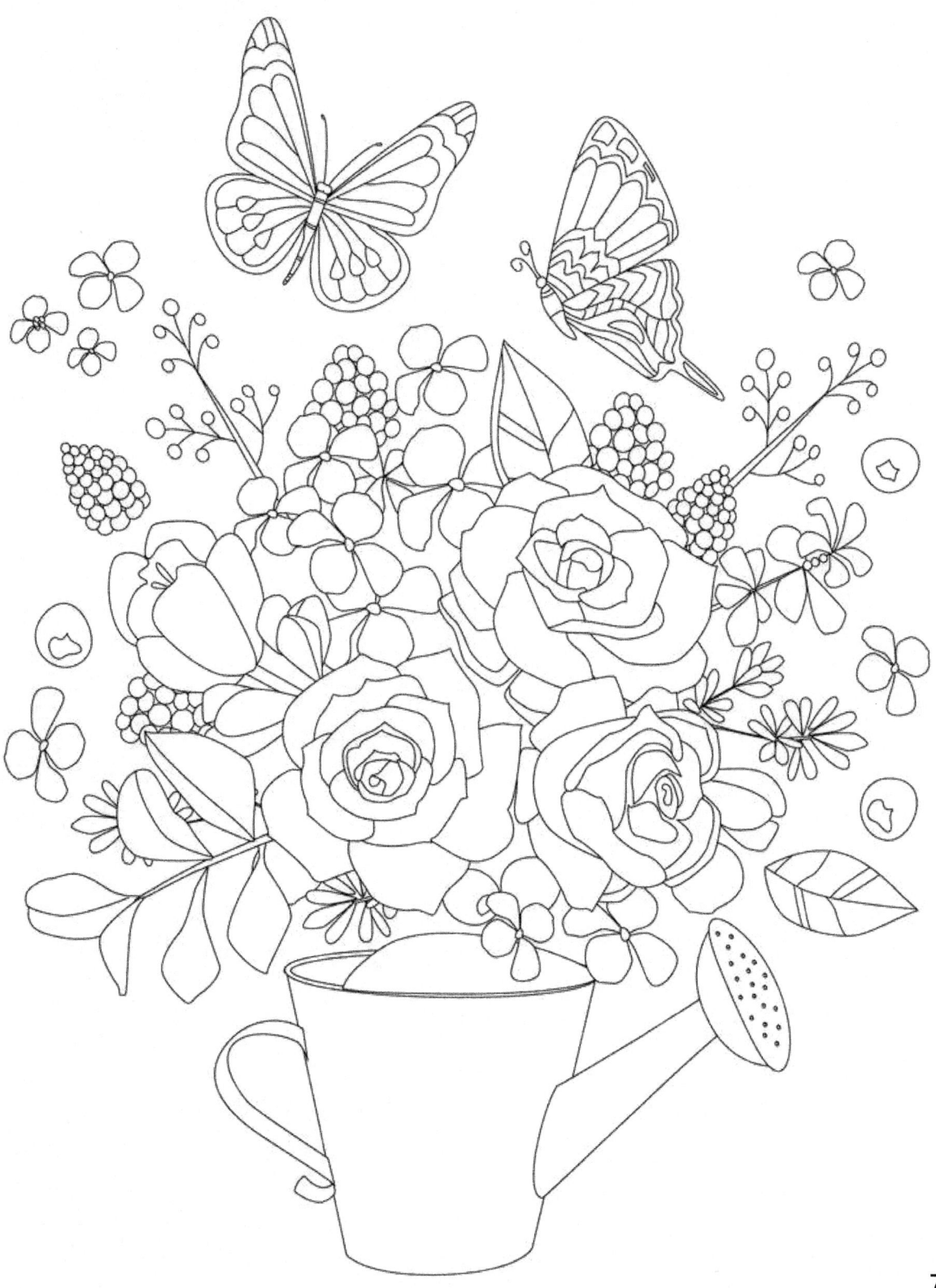

Botanical

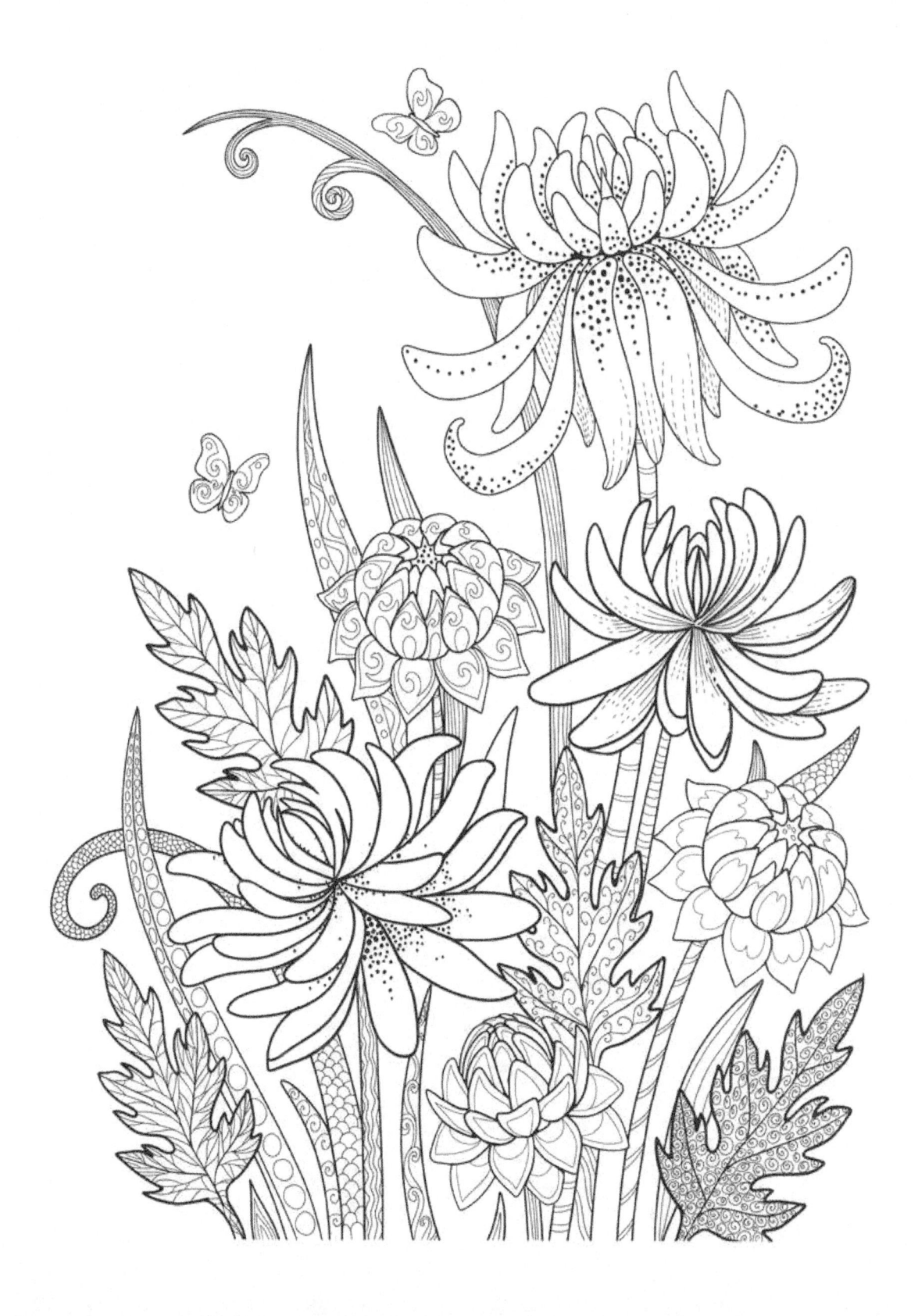

Botanical

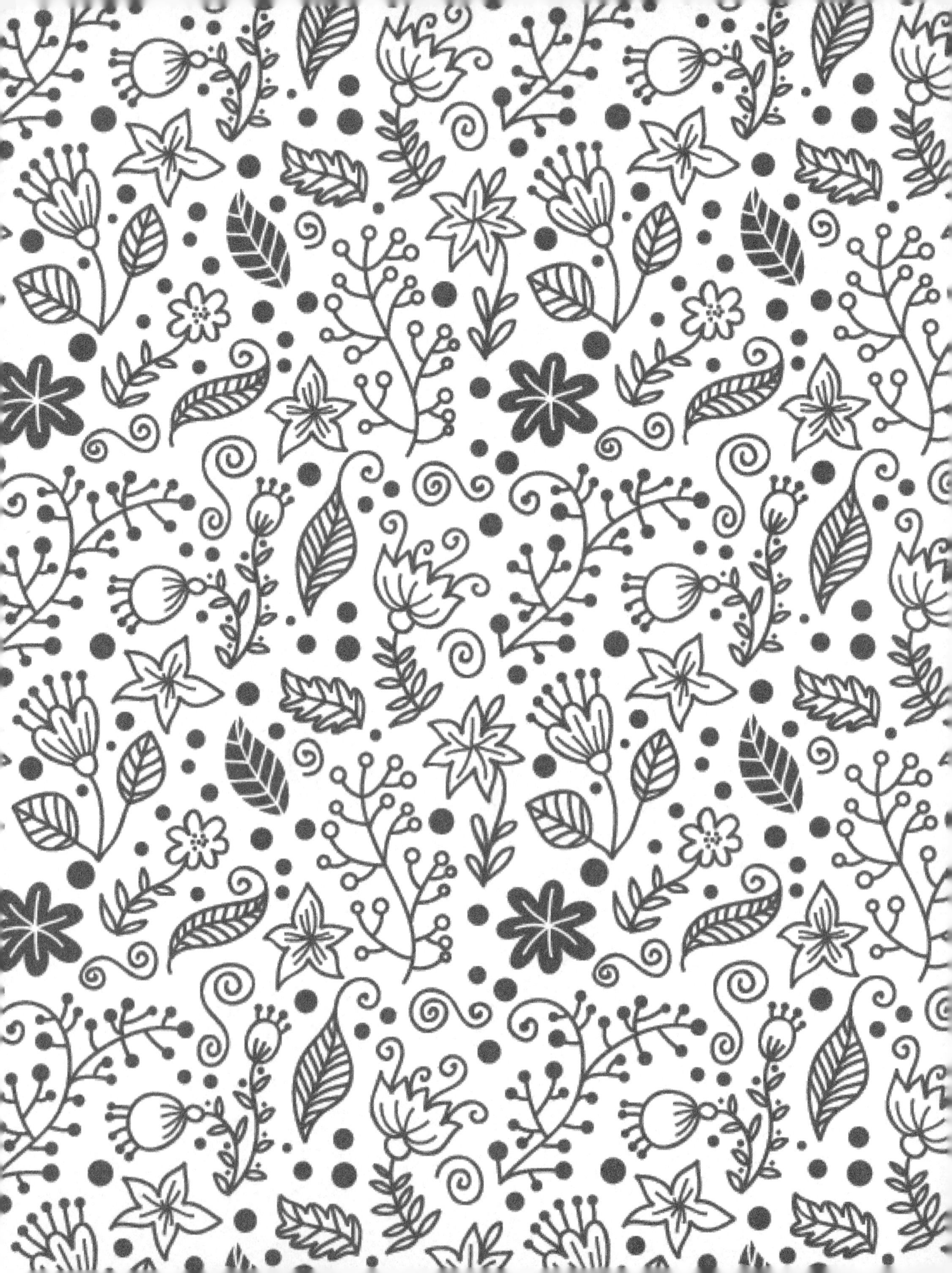

Botanical

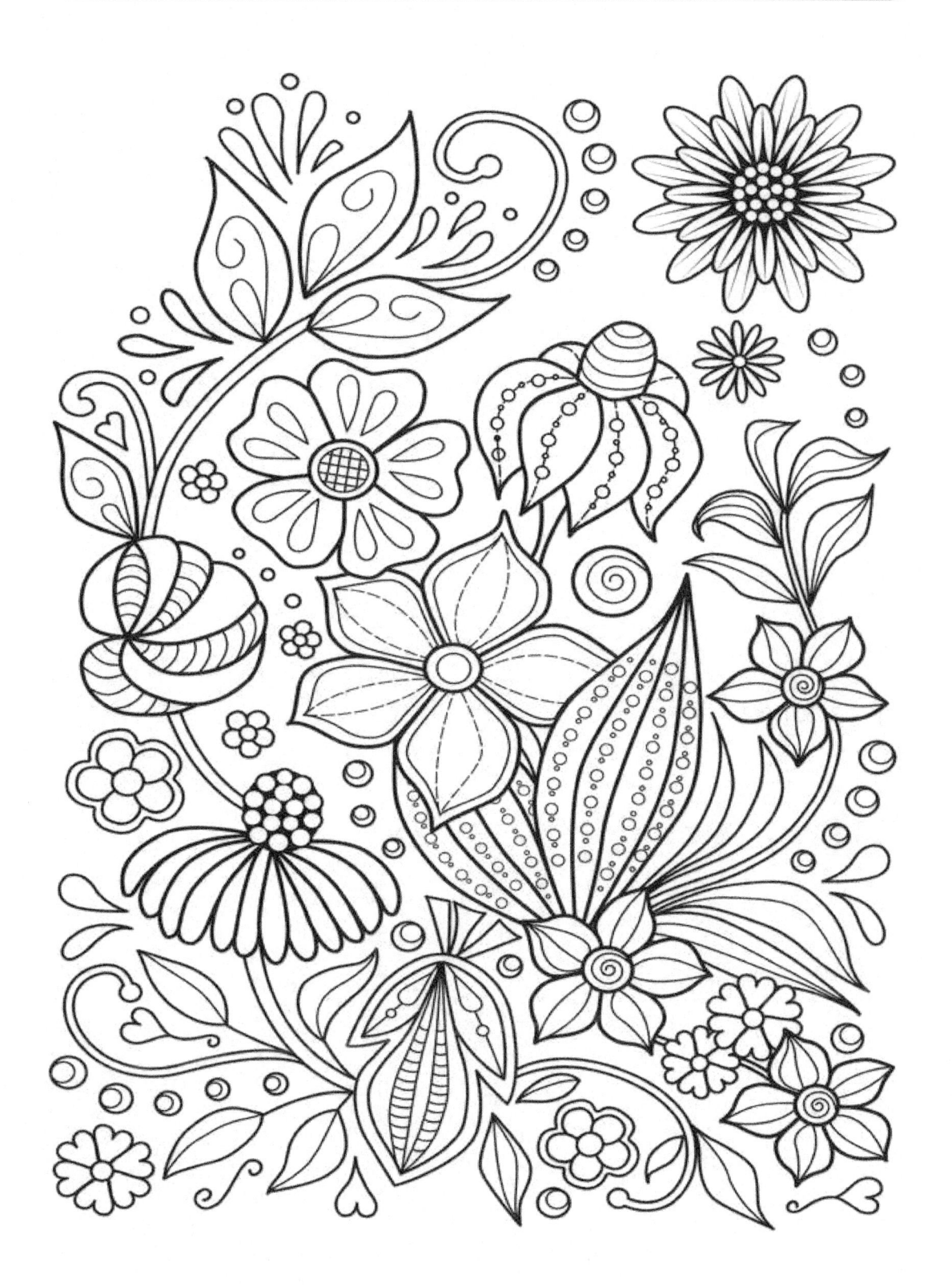

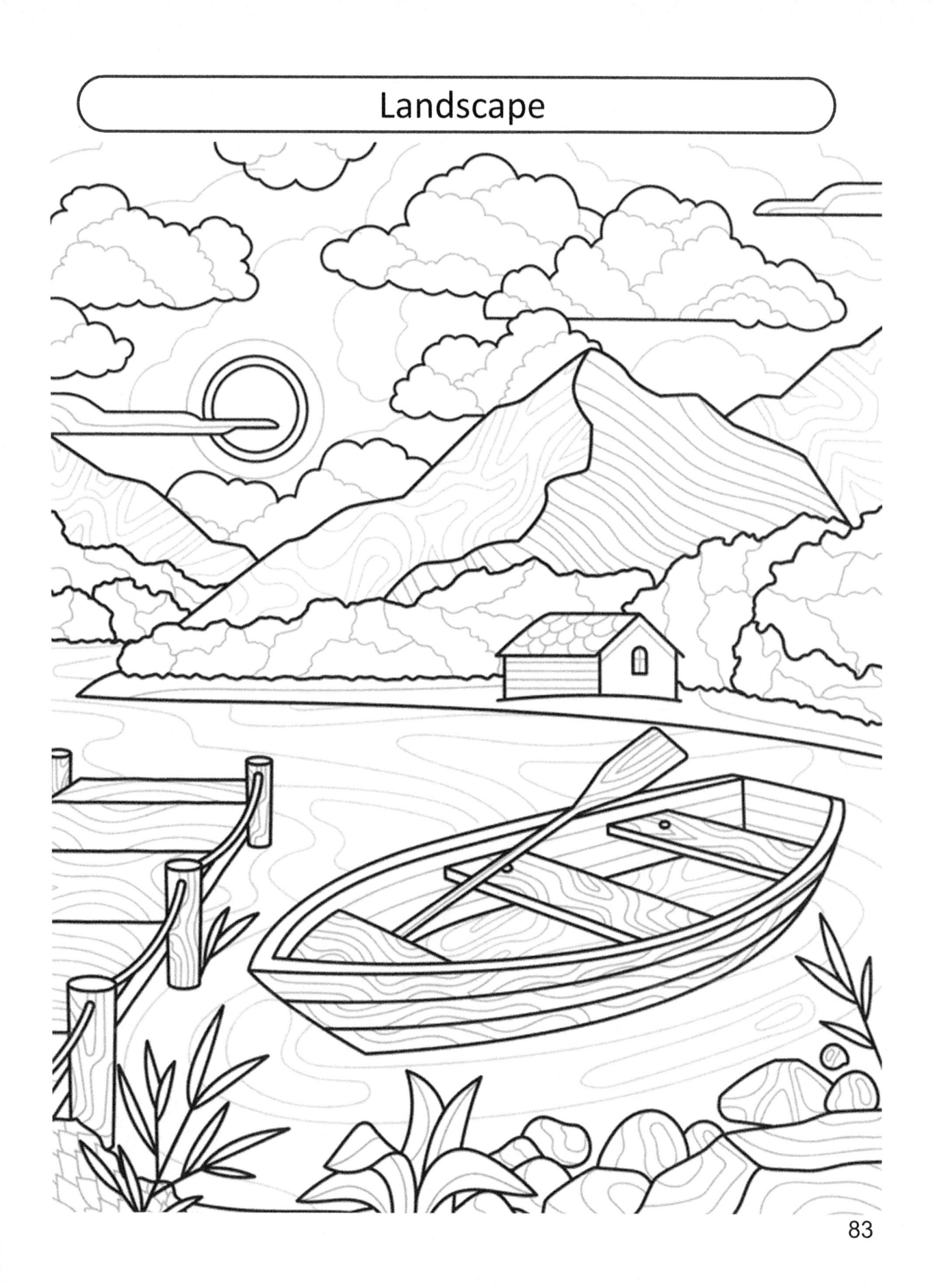

Landscape

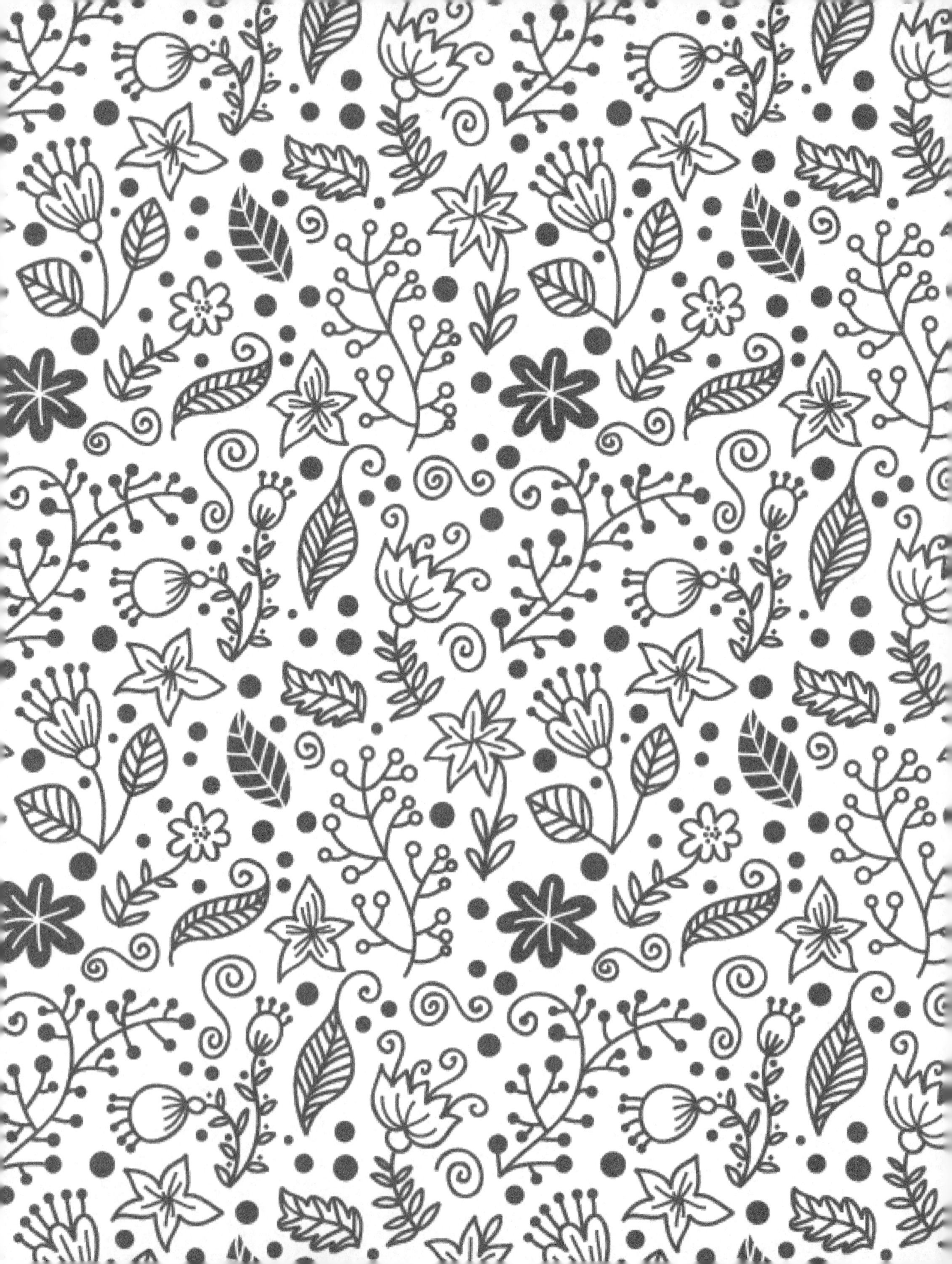

Landscape

Landscape

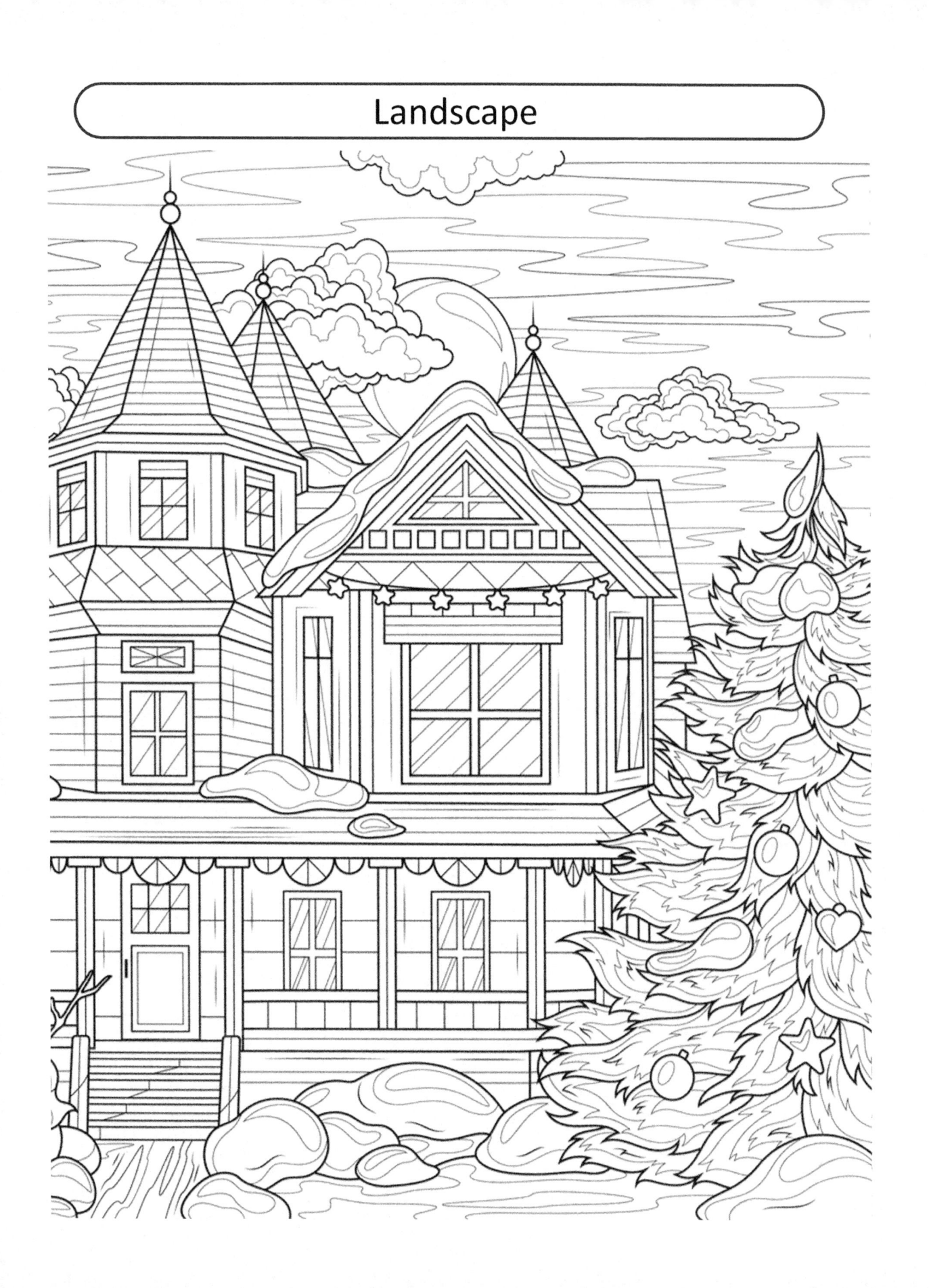

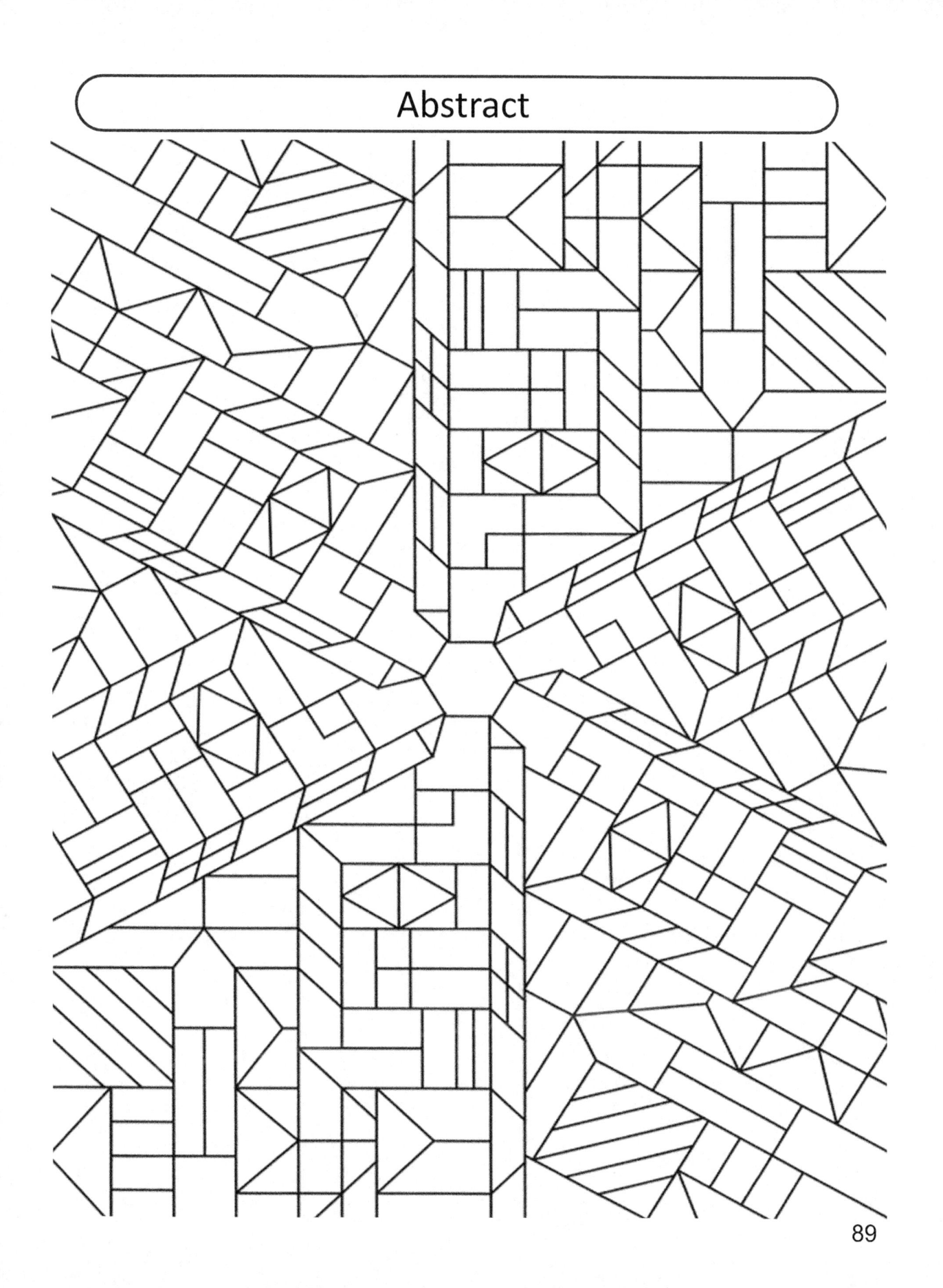

Abstract

Abstract

Abstract

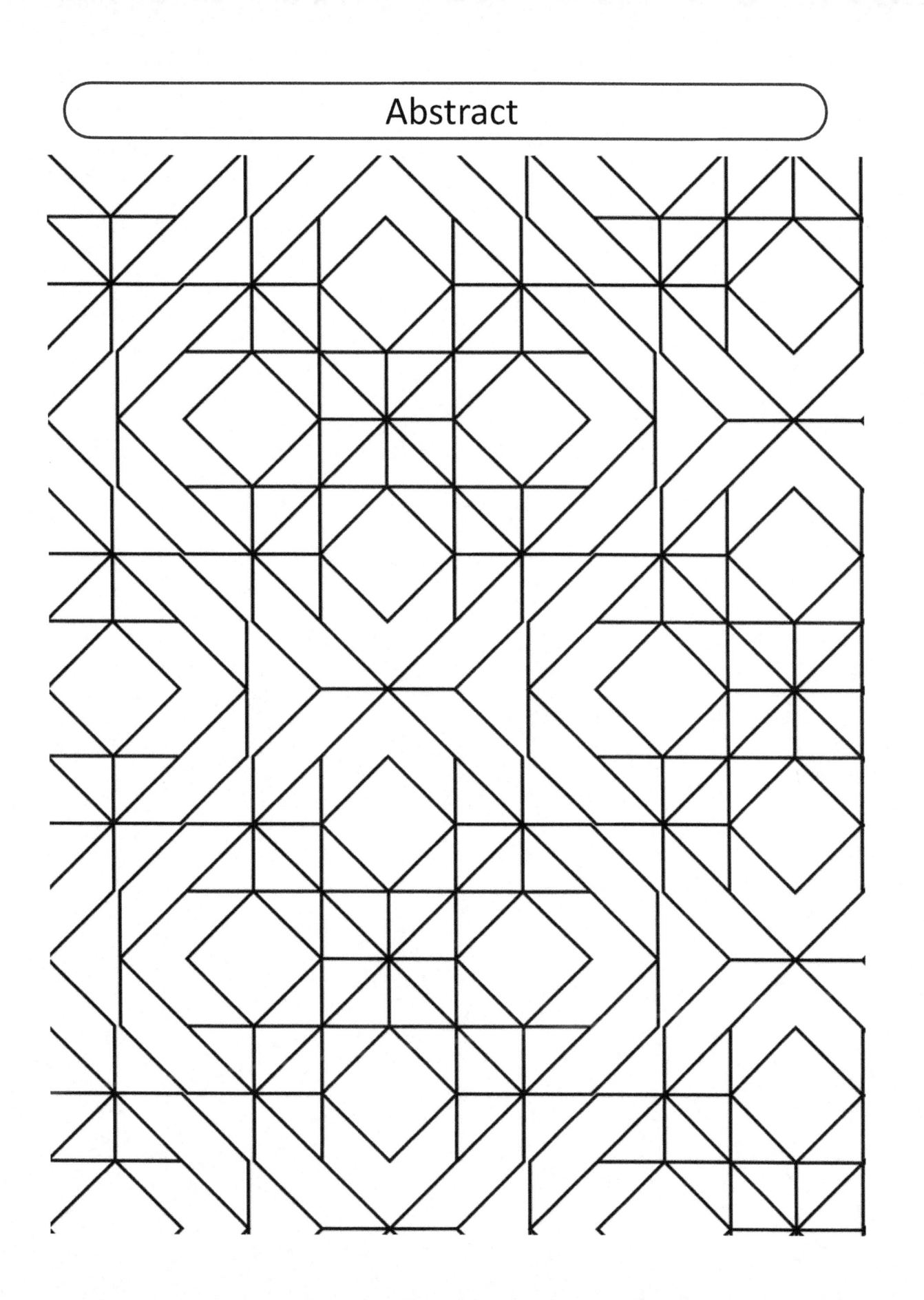

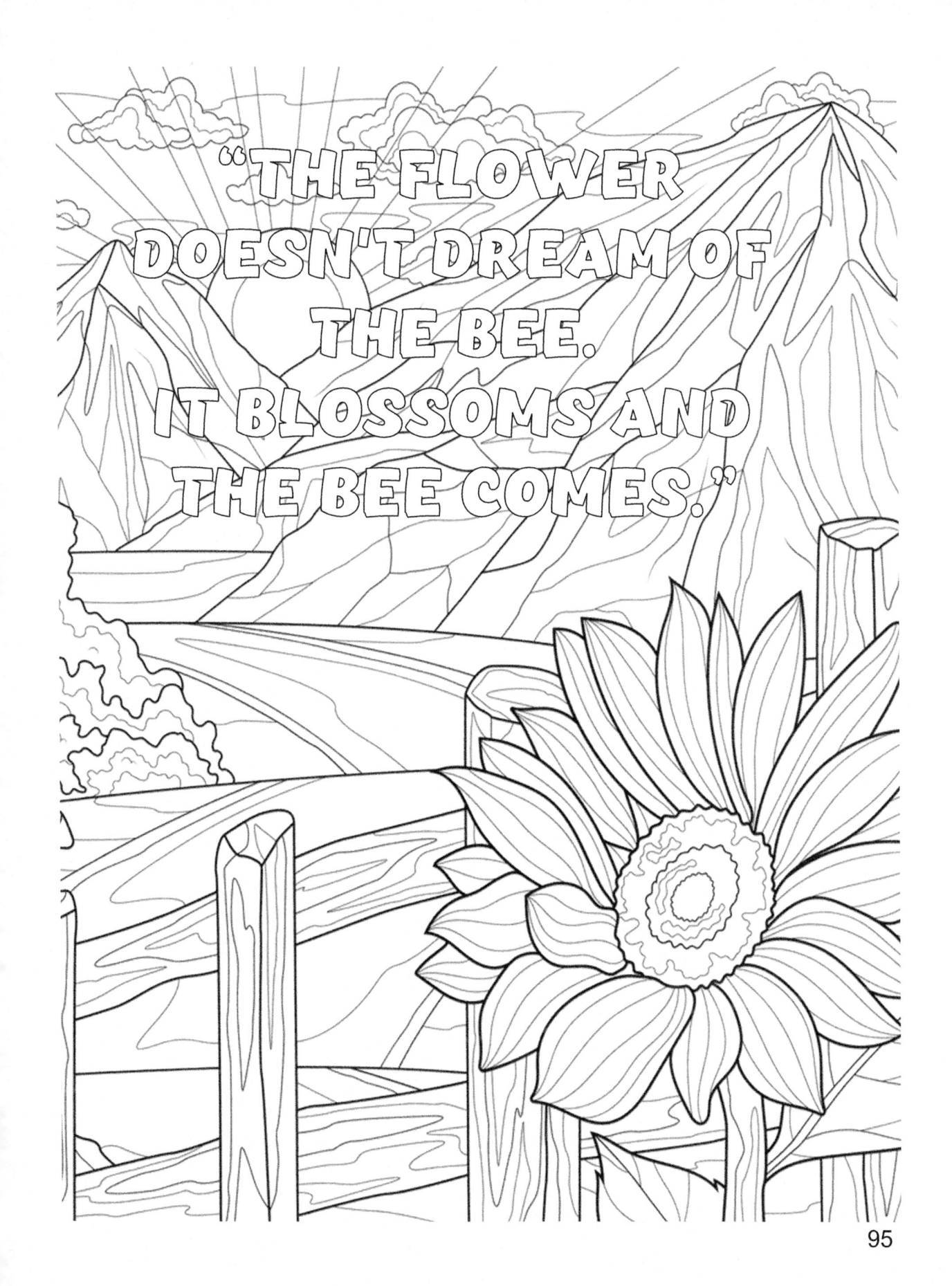

"THE FLOWER DOESN'T DREAM OF THE BEE. IT BLOSSOMS AND THE BEE COMES."

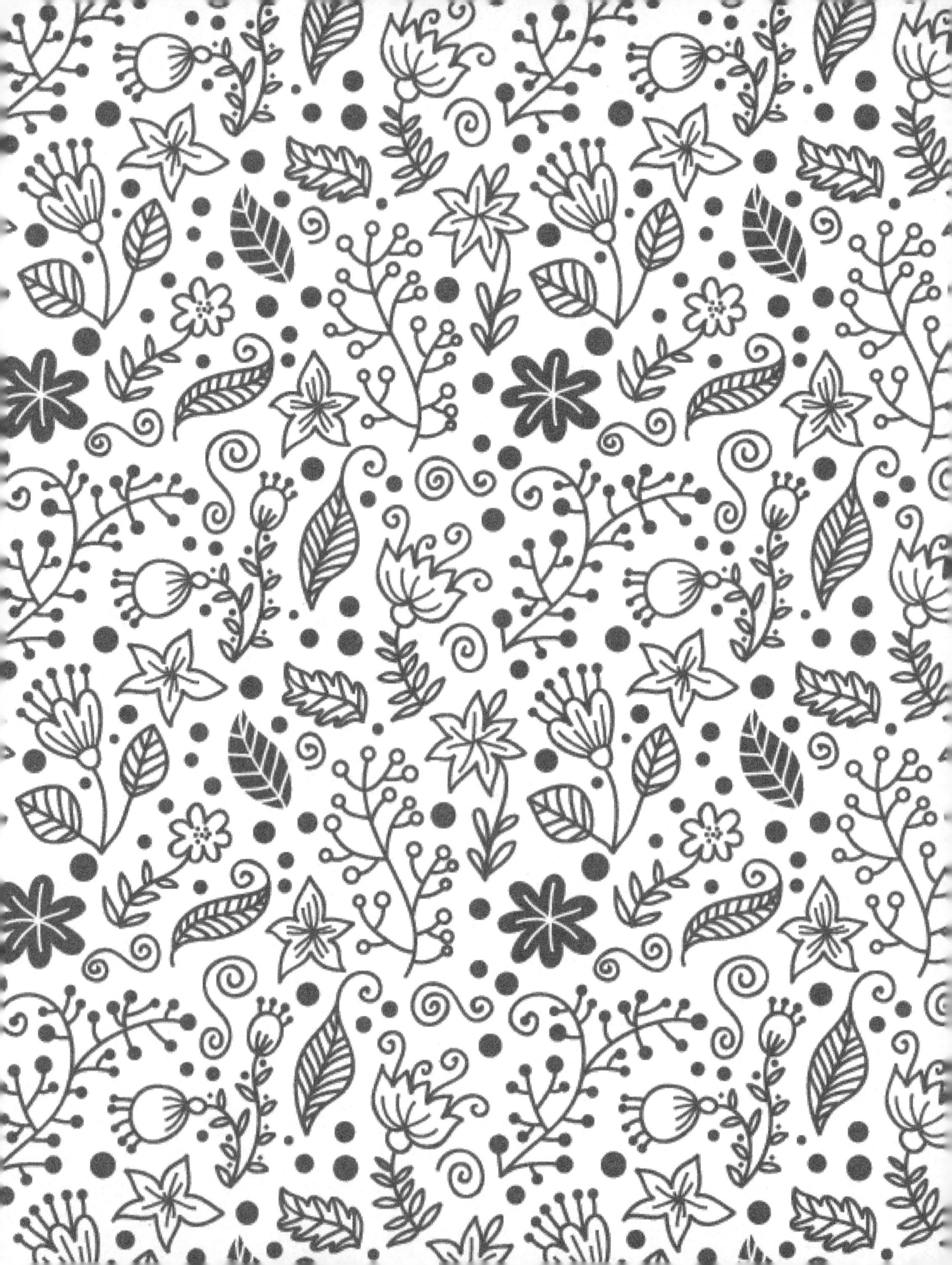

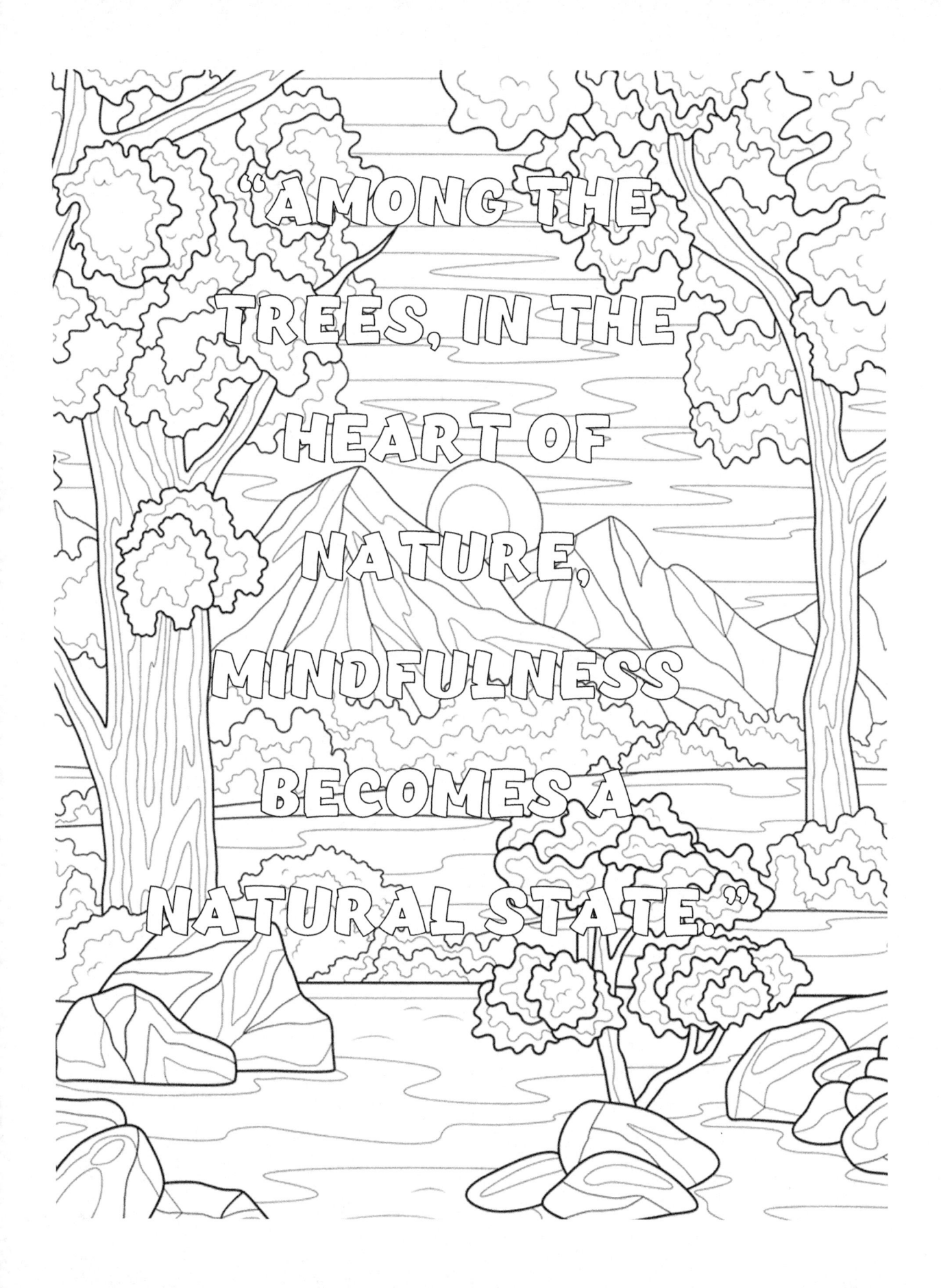

"AMONG THE TREES, IN THE HEART OF NATURE, MINDFULNESS BECOMES A NATURAL STATE."

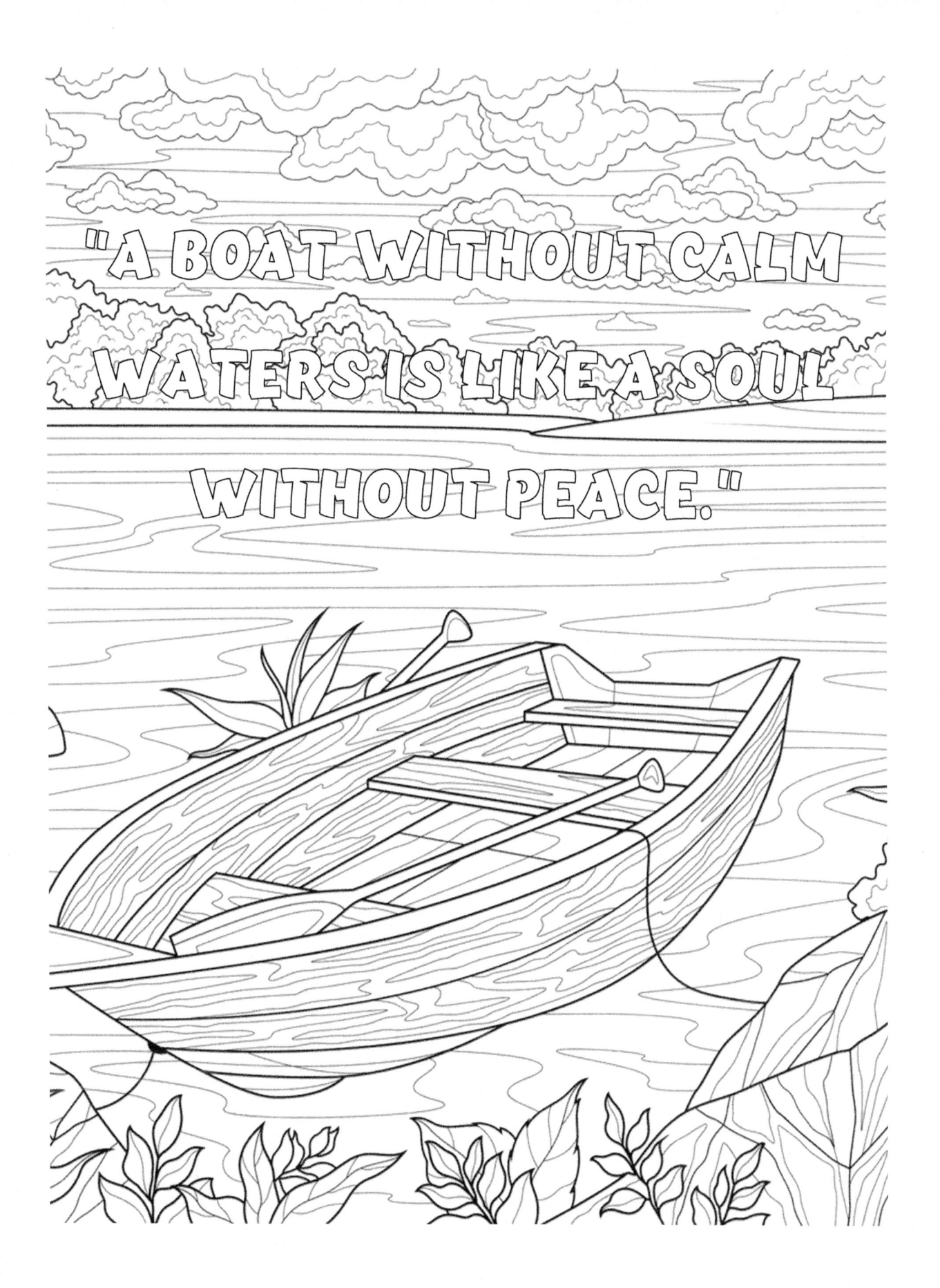

"A BOAT WITHOUT CALM WATERS IS LIKE A SOUL WITHOUT PEACE."

Part IV: Beyond the Book

Embracing the Journey Ahead

As we turn the final page of this activity book, remember that the journey of healing and growth continues beyond these pages.

Healing from anxiety is a personal and evolving process, unique to each of us, unfolding at our own pace and in our own time. This is not the end but a meaningful checkpoint on your path to recovery and self-discovery.

Embrace the journey ahead with an open heart and resilience, knowing that each step forward, no matter how small, is a step towards healing.

Reflect on the strength and courage you have shown by engaging with this book and dedicating time to your well-being.

As we part ways in this book, I offer not just a farewell but an invitation to continue nurturing your resilience, finding joy in the small things, and embracing the support of those around you.

Carry forward the hope, inspiration, and insights gained here, weaving them into the tapestry of your life's journey.

You are not alone on this path; a support community surrounds you, ready to offer a helping hand when needed. Let the end of this book be a new beginning, a promise to yourself to continue exploring, growing, and healing.

Move forward knowing that your story holds endless possibilities for peace, happiness, and fulfilment.

Here's to your journey of healing and the brighter days ahead.

List of Resources for Managing Anxiety

National Alliance on Mental Illness (NAMI) Website: nami.org - Description: Provides support, education, and advocacy for individuals affected by mental illness.

Anxiety and Depression Association of America (ADAA) Website: adaa.org - Description: Offers resources and support for those dealing with anxiety, depression, and related disorders.

Mental Health America (MHA) Website: mhanational.org - Description: Provides information, screening tools, and resources for mental health support.

The Calm Clinic Website: calmclinic.com - Description: Offers articles, guides, and tools for managing anxiety and stress.

Mindful Website: mindful.org - Description: Resources for mindfulness practices, including articles, guided meditations, and courses.

Headspace Website: headspace.com - Description: Provides guided meditation and mindfulness exercises to help manage anxiety.

BetterHelp Website: betterhelp.com - Description: Online therapy platform connecting individuals with licensed therapists for support.

Talkspace Website: talkspace.com - Description: Online therapy service offering counseling and support from licensed professionals.

The Anxiety Coach Website: anxietycoach.com - Description: Offers tools, techniques, and information to help manage anxiety and phobias.

7 Cups Website: 7cups.com - Description: Provides online therapy and free emotional support from trained listeners.

Calm Website: calm.com - Description: Offers meditation, sleep, and relaxation resources to reduce stress and anxiety.

National Institute of Mental Health (NIMH) Website: nimh.nih.gov - Description: Provides comprehensive information on anxiety disorders and treatment options.

Anxiety UK Website: anxietyuk.org.uk - Description: UK-based organization offering support, advice, and resources for those with anxiety disorders.

The Anxiety Workbook for Teens Author: Lisa M. Schab, LCSW - Description: A practical guide with activities and exercises designed specifically for teens dealing with anxiety.

Crisis Text Line Website: crisistextline.org - Description: Provides free, 24/7 support via text for individuals in crisis.

These resources offer a range of support options, from educational materials and self-help tools to professional counselling and therapy services, helping individuals manage and overcome anxiety.

Please remember, each individual's journey is unique, and what works for one person may not work for another. It's important to explore different options and find what best supports your healing process.

SOLUTIONS

Word Search # 1

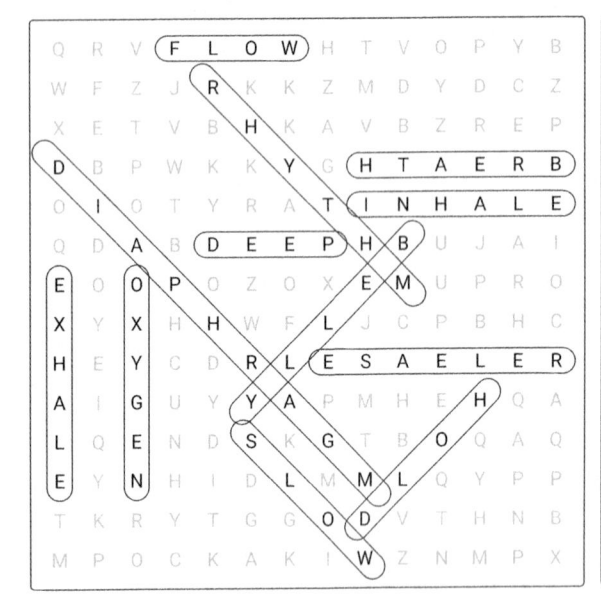

Word Search # 2

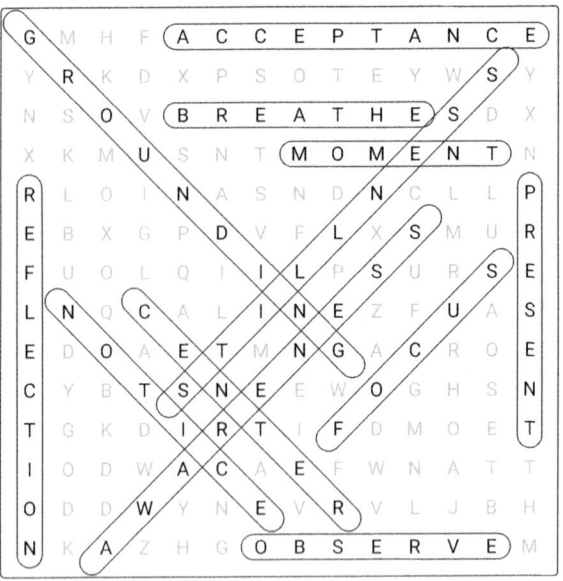

Word Search # 3

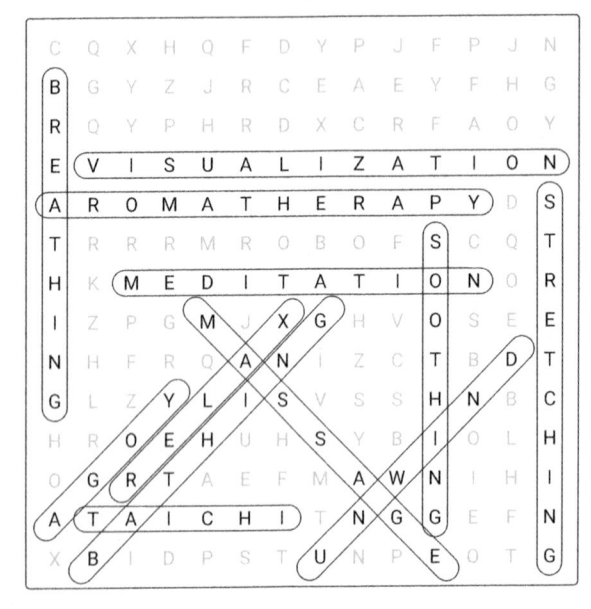

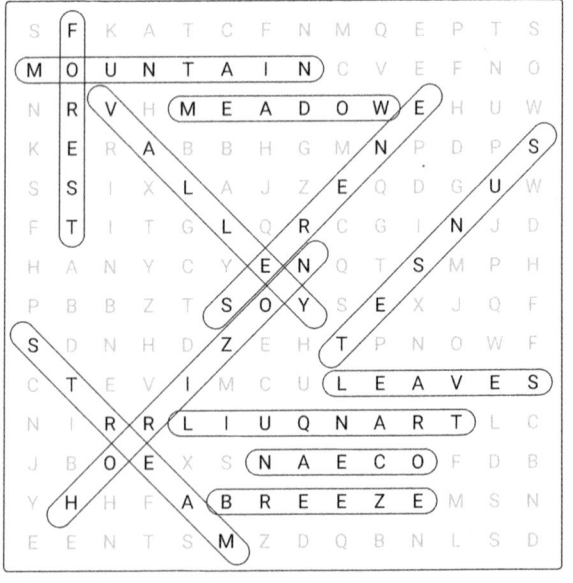

Word Search # 4

Word Search # 5

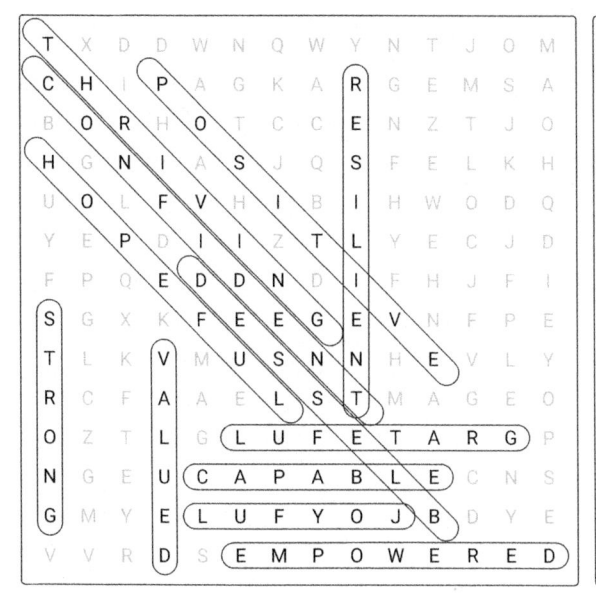

Found words: CHIP, BORN, HGNI (GNIHO?), STRONG, VALUED, GRATEFUL, CAPABLE, JOYFUL, EMPOWERED, RESILIENT

Word Search # 6

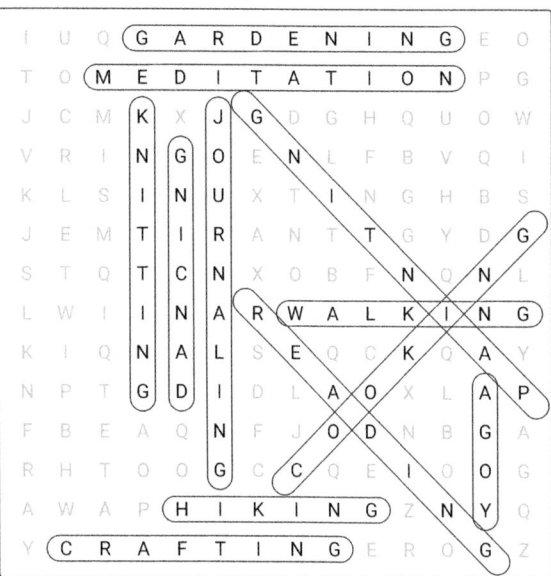

Found words: GARDENING, MEDITATION, KNITTING, JOURNALING, WALKING, HIKING, CRAFTING

Word Search # 7

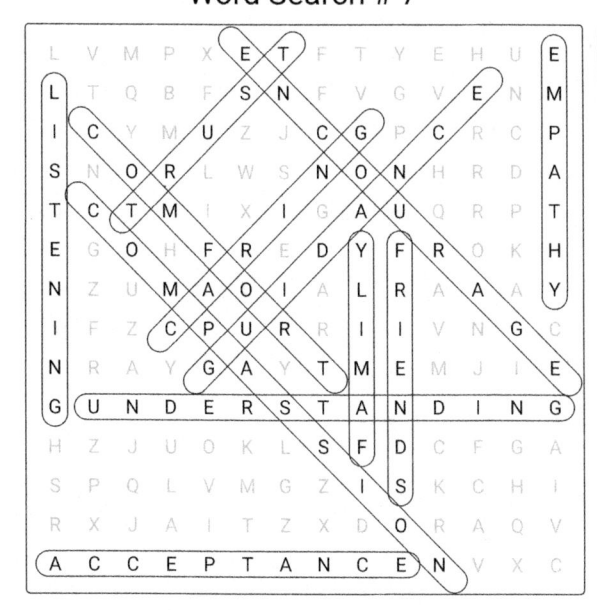

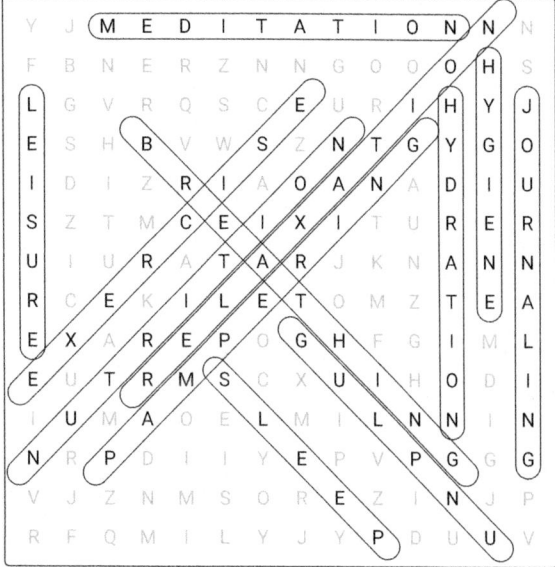

Found words: LISTENING, EMPATHY, UNDERSTANDING, ACCEPTANCE

Word Search # 8

Found words: MEDITATION, LEISURE, HYGIENE, JOURNALING

105

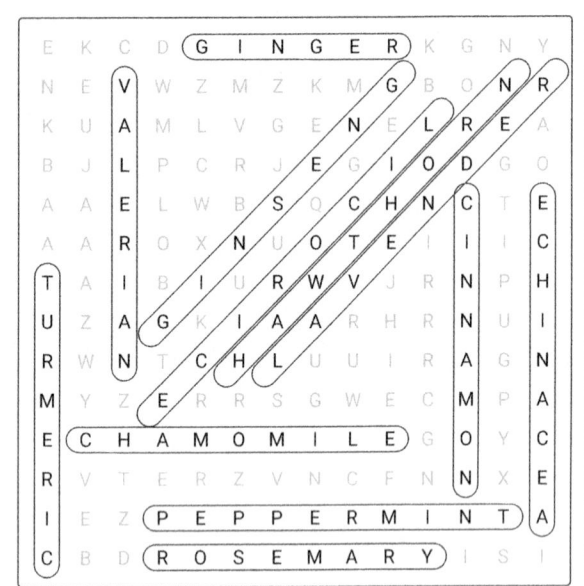

Word Search # 9
Word Search # 10
Word Search # 11
Word Search # 12

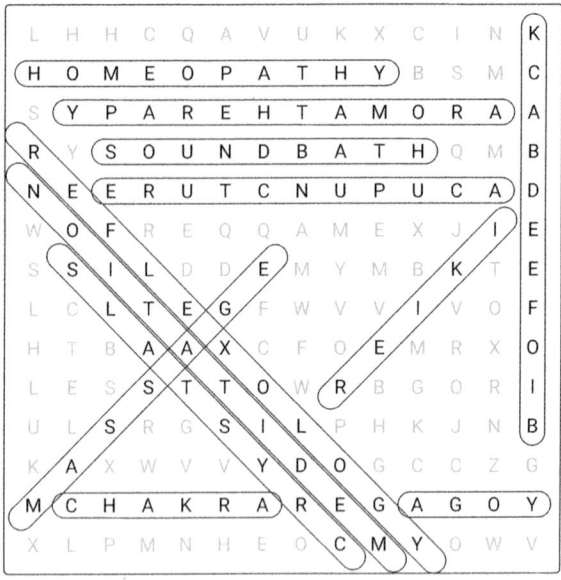

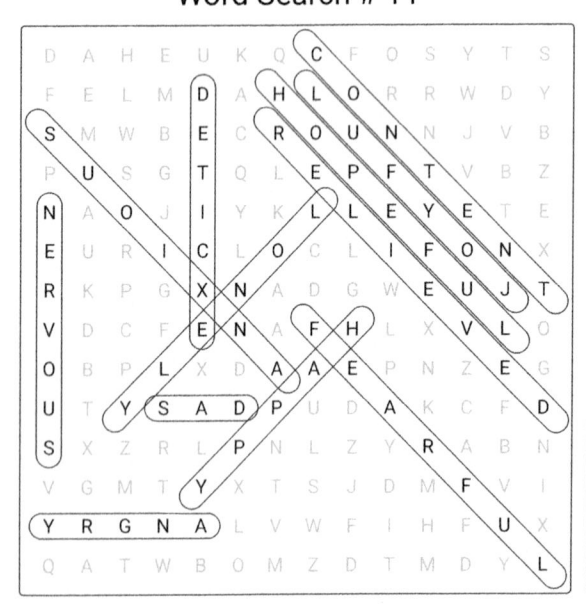

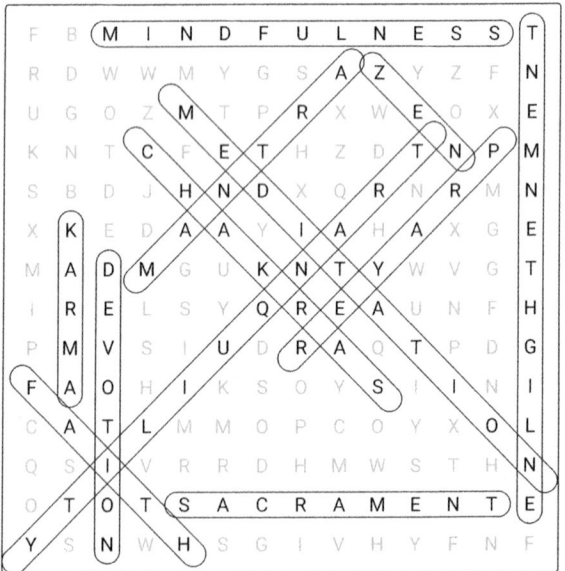

Word Search # 13

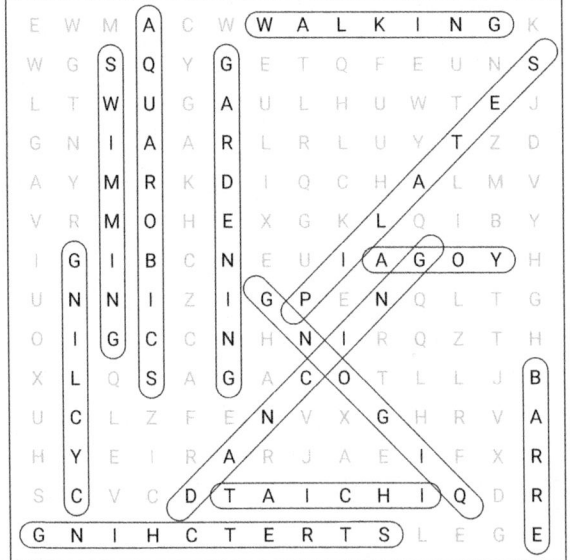

E	W	M	A	C	W	W	A	L	K	I	N	G	K
W	G	S	Q	Y	G	E	T	Q	F	E	U	N	S
S	L	W	U	R	A	G	L	H	U	W	T	E	J
L	G	I	A	O	R	D	L	R	L	U	Y	T	Z
A	Y	M	R	B	D	I	Q	C	H	A	L	M	V
U	M	M	O	I	E	N	H	E	X	G	K	L	Q
U	G	I	B	C	N	E	U	I	A	G	O	Y	J
X	N	N	I	S	I	G	P	E	N	Q	L	T	G
E	I	G	C	A	N	G	C	H	N	I	R	Q	Z
U	L	L	S	G	G	A	C	O	T	L	L	J	B
H	I	Q	L	Z	N	V	X	G	H	R	V	A	A
T	C	I	R	A	J	A	E	I	F	X	E	R	R
G	Y	C	V	C	D	T	A	I	C	H	I	Q	E
G	N	I	H	C	T	E	R	T	S	L	E	G	

Word Search # 14

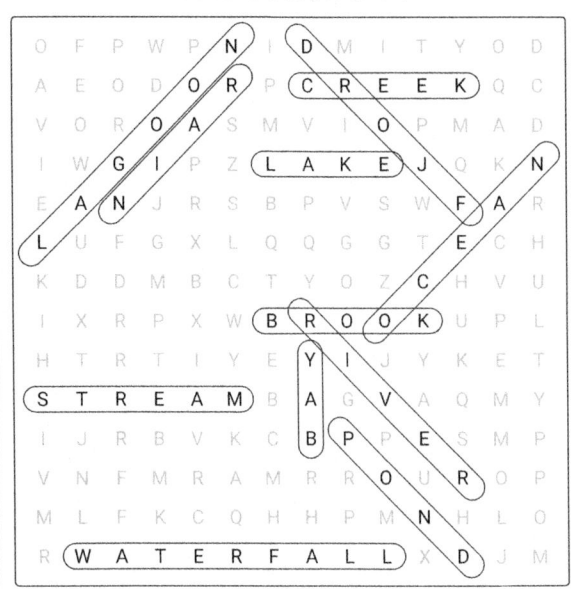

O	F	P	W	P	N	N	D	M	I	T	Y	O	D
A	E	O	D	O	R	O	C	R	E	E	K	Q	C
V	O	R	O	A	S	M	V	I	O	P	M	A	D
I	W	G	I	P	G	Z	L	A	K	E	J	F	N
E	L	A	N	J	R	S	B	P	V	S	W	E	A
K	L	U	F	G	X	L	Q	Q	G	G	T	E	R
K	D	D	M	B	C	T	Y	O	Z	C	H	V	U
K	R	P	X	W	B	R	O	O	K	U	P	L	N
H	T	R	T	I	Y	E	Y	I	J	Y	K	E	T
I	S	T	R	E	A	M	B	A	G	V	A	Q	M
I	J	R	B	V	K	C	B	P	P	E	S	M	P
O	V	N	F	M	R	A	M	R	O	U	R	O	P
M	L	F	K	C	Q	H	P	M	N	N	H	L	O
R	W	A	T	E	R	F	A	L	L	X	D	J	M

Word Search # 15

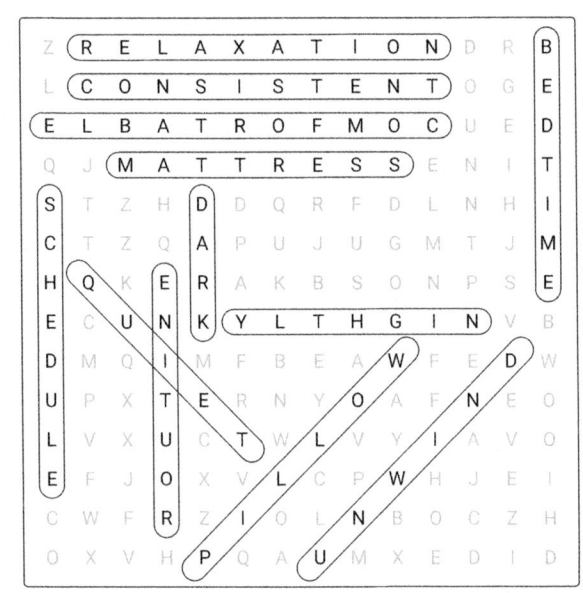

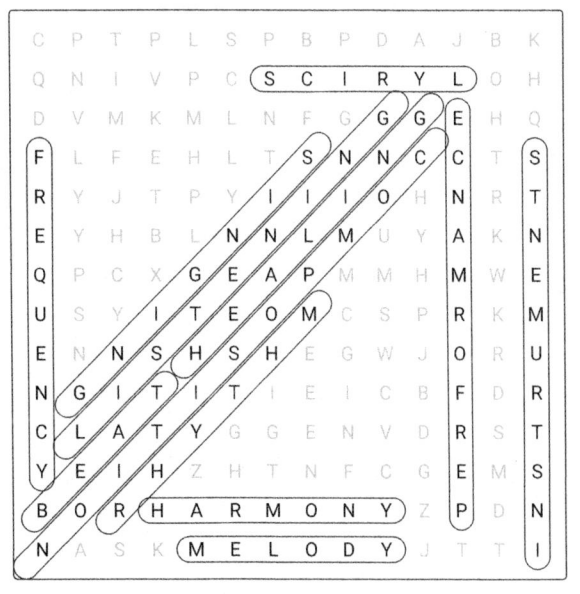

Z	R	E	L	A	X	A	T	I	O	N	D	R	B
L	C	O	N	S	I	S	T	E	N	T	O	G	E
E	L	B	A	T	R	O	F	M	O	C	U	E	D
Q	J	M	A	T	T	R	E	S	S	E	N	I	T
S	T	Z	H	D	D	Q	R	F	D	L	N	H	I
C	U	Q	K	D	R	P	U	J	U	G	M	T	M
H	E	C	U	N	E	A	K	B	S	O	N	P	E
E	D	U	I	I	K	Y	L	T	H	G	I	N	V
D	M	Q	M	T	F	B	E	A	W	F	E	D	W
U	P	X	O	E	R	N	Y	O	A	F	N	E	O
L	F	J	R	X	V	T	L	V	I	V	A	V	O
E	C	W	F	Z	I	O	L	N	B	O	C	Z	N
O	X	V	H	P	Q	A	U	M	X	E	D	I	D

Word Search # 16

C	P	T	P	L	S	P	B	P	D	A	J	B	K
Q	N	I	V	P	C	S	C	I	R	Y	L	O	H
D	V	M	K	M	L	N	F	G	G	G	E	H	Q
F	L	F	E	H	L	T	S	N	N	C	C	E	T
R	Y	J	T	P	Y	I	I	I	O	H	N	N	N
E	Y	H	P	Y	N	N	L	M	U	N	A	A	K
Q	P	C	X	P	W	G	E	A	P	M	M	M	W
U	S	Y	N	N	S	I	T	E	O	M	C	E	E
E	N	S	H	S	H	E	G	W	J	O	E	F	M
N	G	I	T	I	T	I	E	I	C	B	F	O	U
C	L	A	T	Y	G	G	E	N	V	P	R	R	R
Y	E	I	H	Z	H	T	N	F	C	G	E	E	T
B	O	R	H	A	R	M	O	N	Y	S	P	P	S
N	A	S	K	M	E	L	O	D	Y	J	T	T	I

107

Word Search # 17

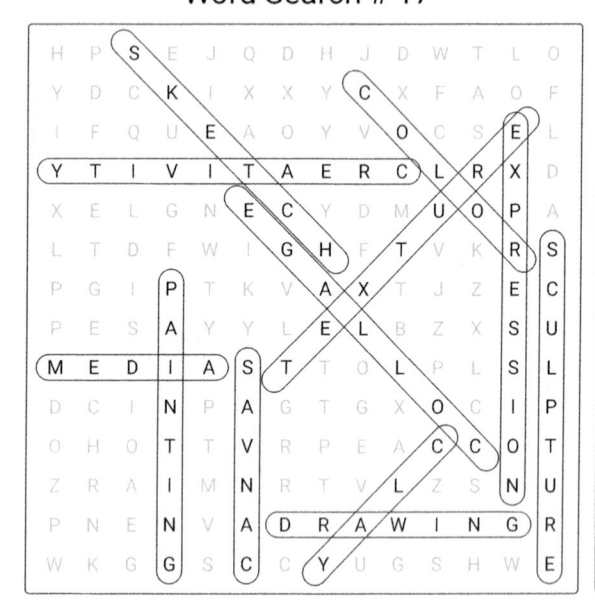

Word Search # 18

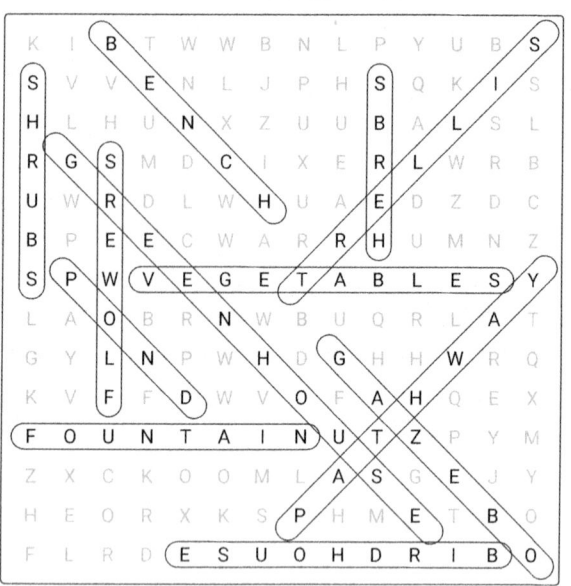

Word Search # 19

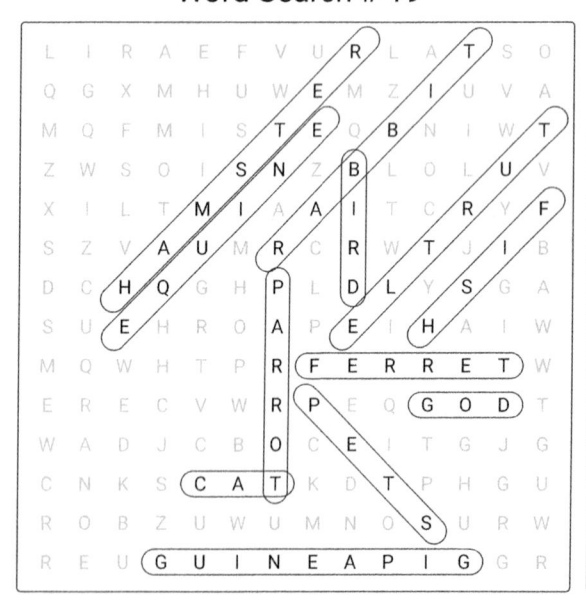

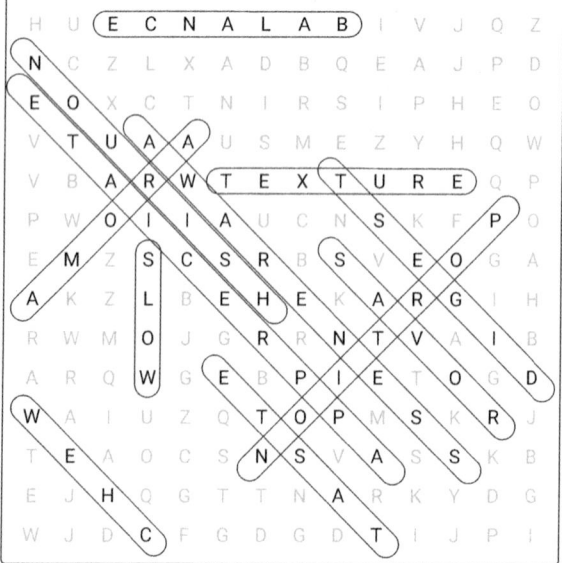

Word Search # 20

Maze #1

Maze #2

Maze #3

Maze #4

Maze #5

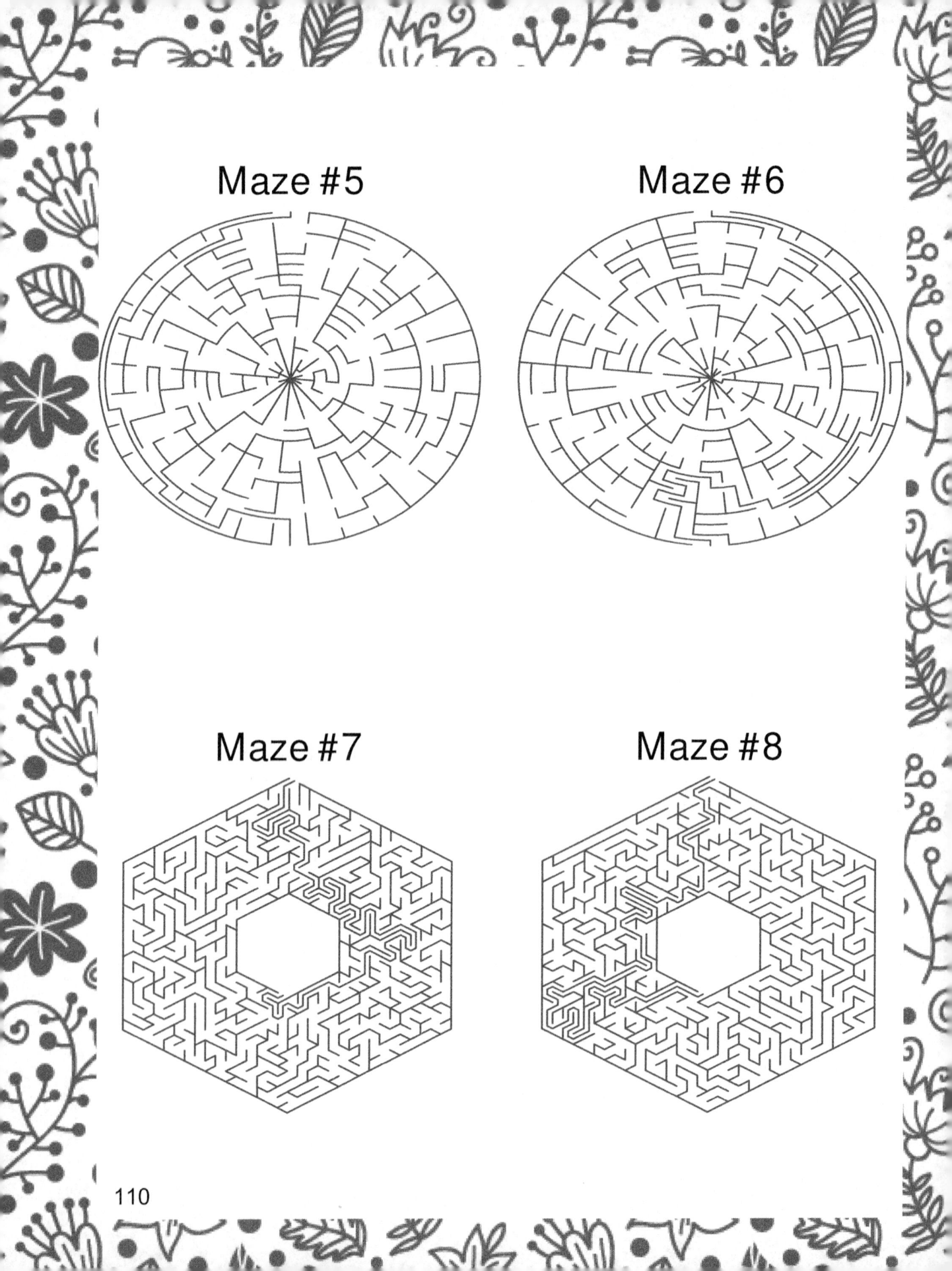

Maze #6

Maze #7

Maze #8

Maze #9

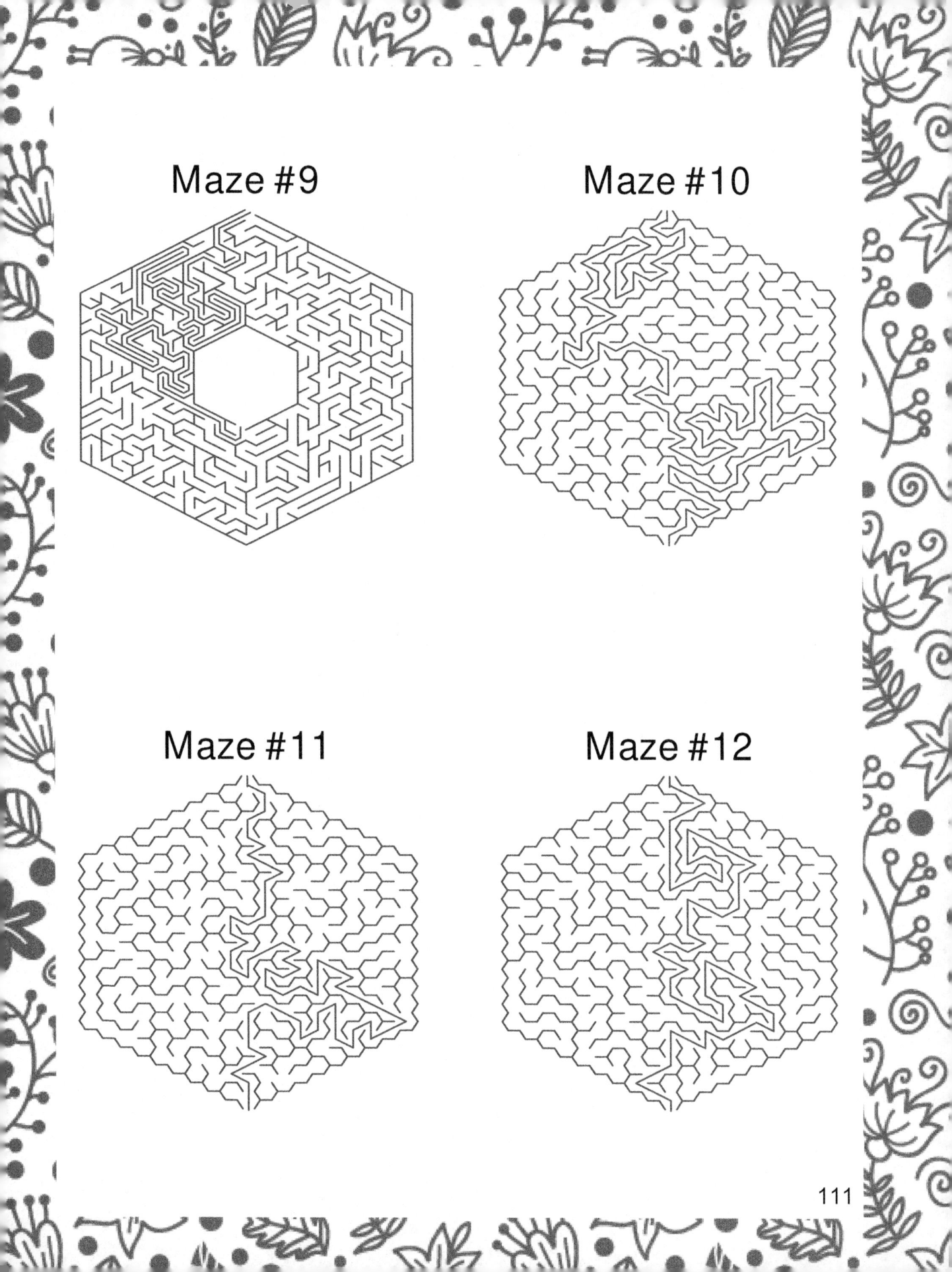

Maze #10

Maze #11

Maze #12

Maze #13

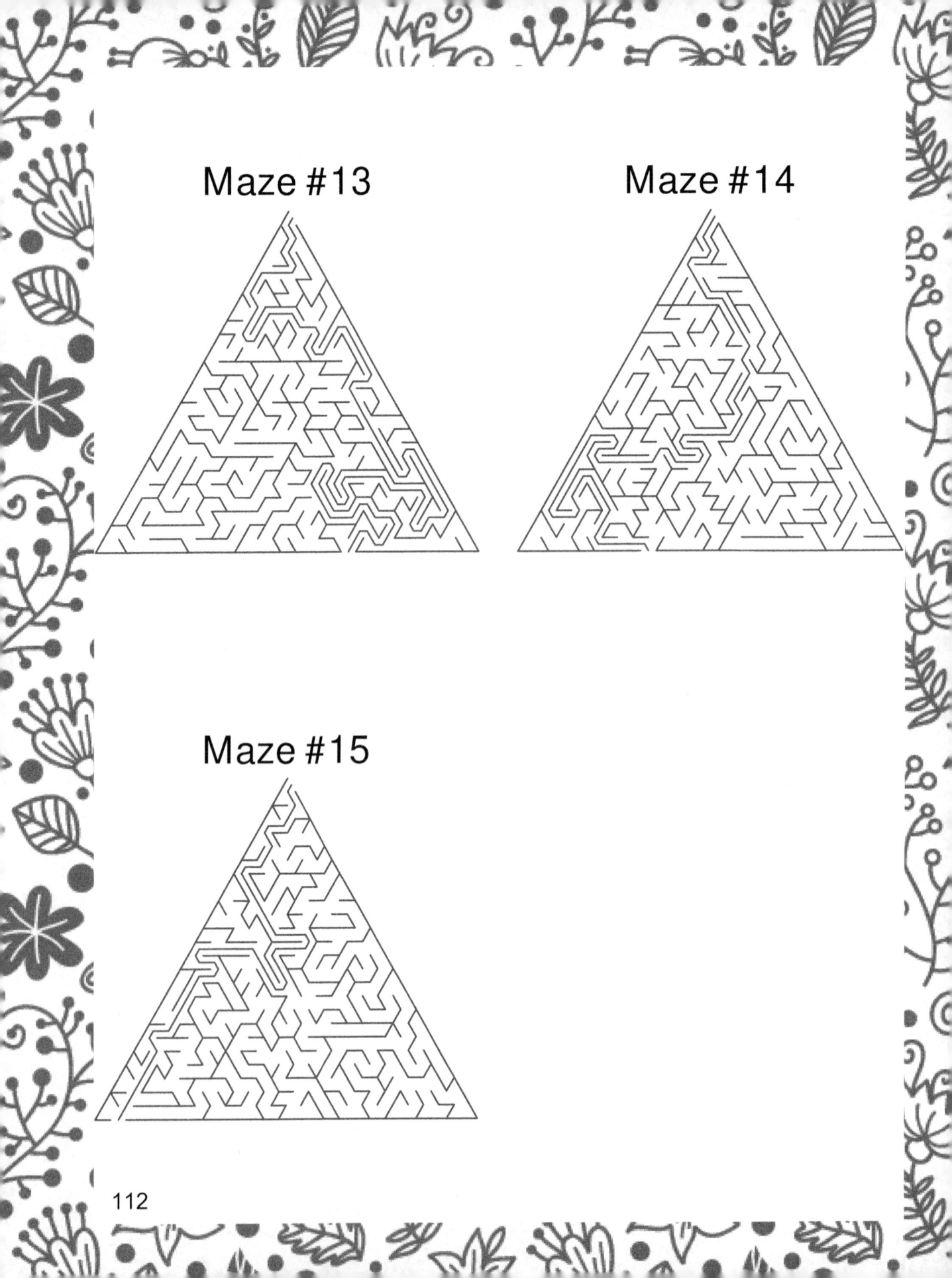

Maze #14

Maze #15

Crossword # 1

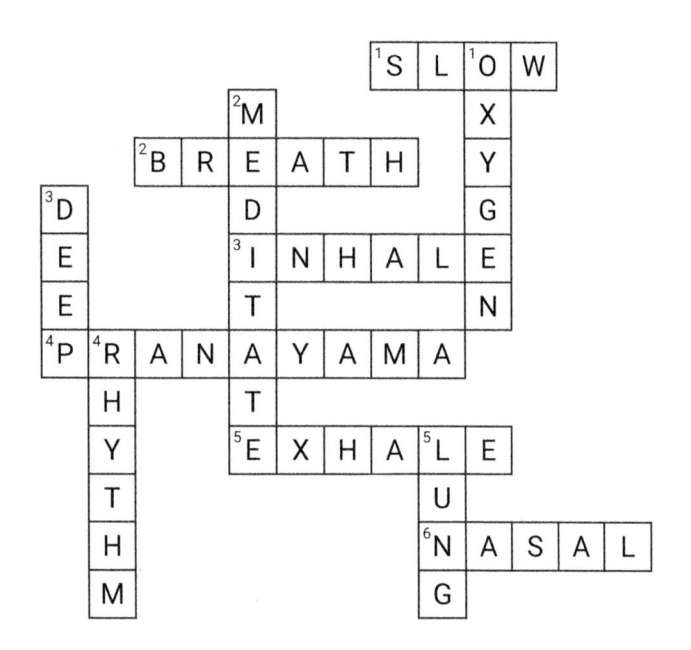

Across:
- 2. BREATH
- 3. INHALE
- 4. PRANAYAMA
- 5. EXHALE
- 6. NASAL

Down:
- 1. SLOW
- 1. OXYGEN
- 2. MEDITATE
- 3. DEEP
- 4. RHYTHM
- 5. LUNG

Crossword # 2

Across:
- 1. GENTLE
- 2. SOOTHE
- 3. UNWIND
- 4. PEACE
- 5. BREATHE
- 6. TRANQUIL

Down:
- 1. PLACID
- 2. RESERN (RESER...)
- 3. MEDITATE
- 4. SERENE
- 5. QUIET
- 6. STILL

113

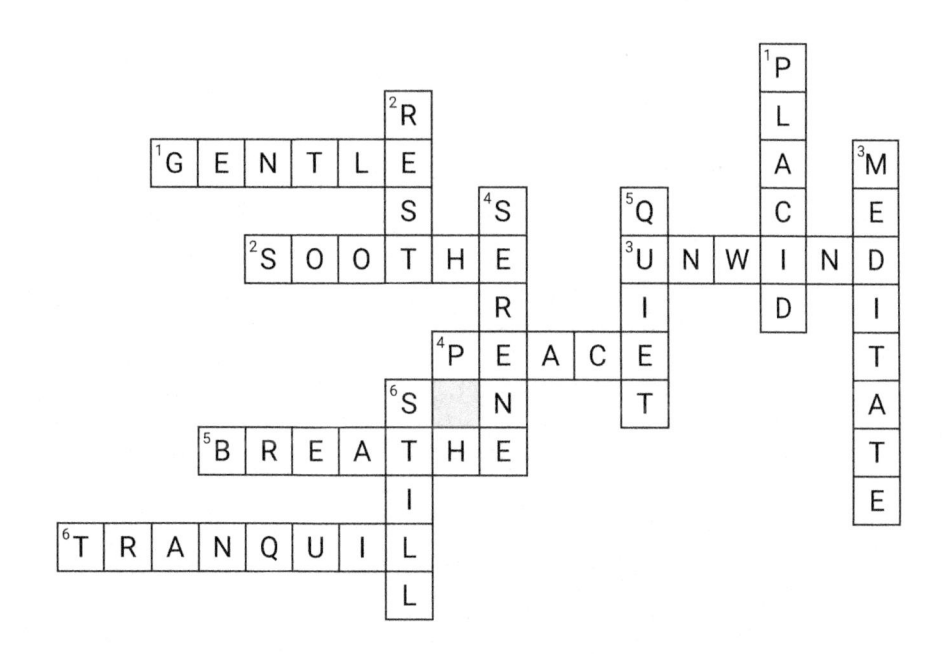

Crossword # 3

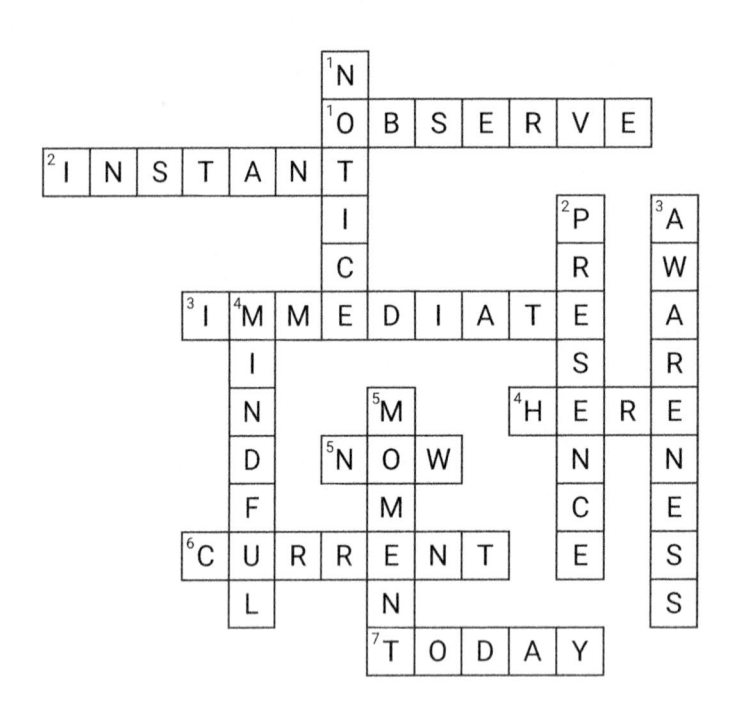

Across:
1. OBSERVE
2. INSTANT
3. IMMEDIATE
4. HERE
5. NOW
6. CURRENT
7. TODAY

Down:
1. NOTIC(E)
2. PRESENCE
3. AWARENESS
4. MINDFUL
5. MOMENT

Crossword # 4

Across:
1. ATTENTIVE
2. ALERT
3. OBSERVE
4. MINDFUL
5. REFLECT
6. CONSCIOUS

Down:
1. NOTIC(E)
2. SENSORY
3. RECOGNIZING
4. INSIGHT
5. PEACEFUL
6. FOCUS

114

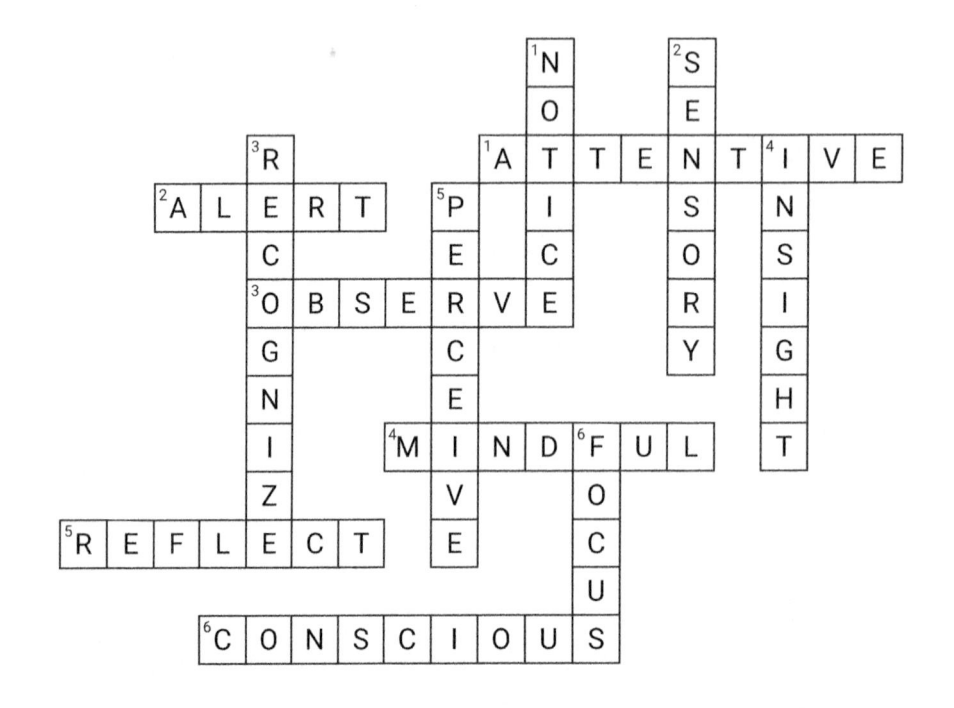

Crossword # 5

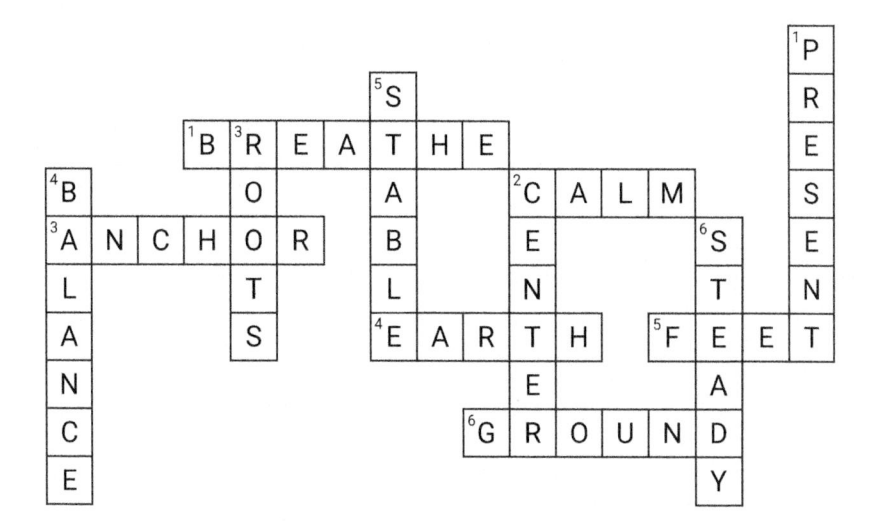

```
            ⁵S
    ¹B ³R E A T H E
   ⁴B   O   A   ²C A L M      ¹P
   ³A N C H O R   E      ⁶S    R
   L     T   B   N      T    E
   A     S  ⁴E A R T H  ⁵F E E T
   N         E         A    E
   C        ⁶G R O U N D    N
   E                   Y    T
```

Crossword # 6

```
                              ¹S
                         ¹C E N T E R
        ²B                    I
   ³S I L E N ³C E       ²R E L A X
        A     A   ⁵M     ⁴F   L
   ⁴Z E N     L   A      O  ⁶B N
        C    ⁵M I N D F U L N E S S
        E     T         S   R   S
              R             A
              A             T
                    ⁶A W A R E N E S S
```

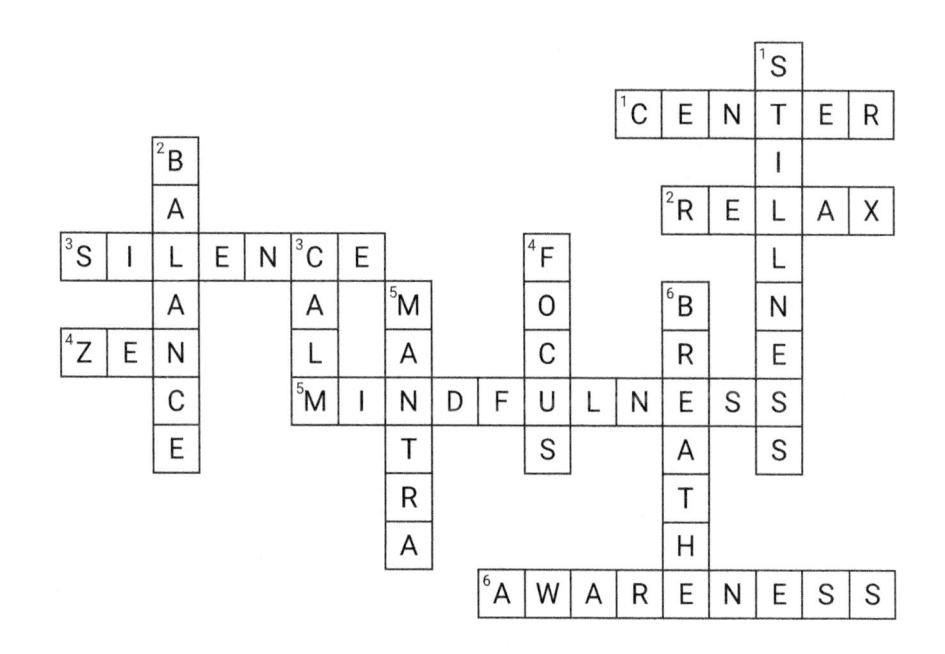

Crossword # 7

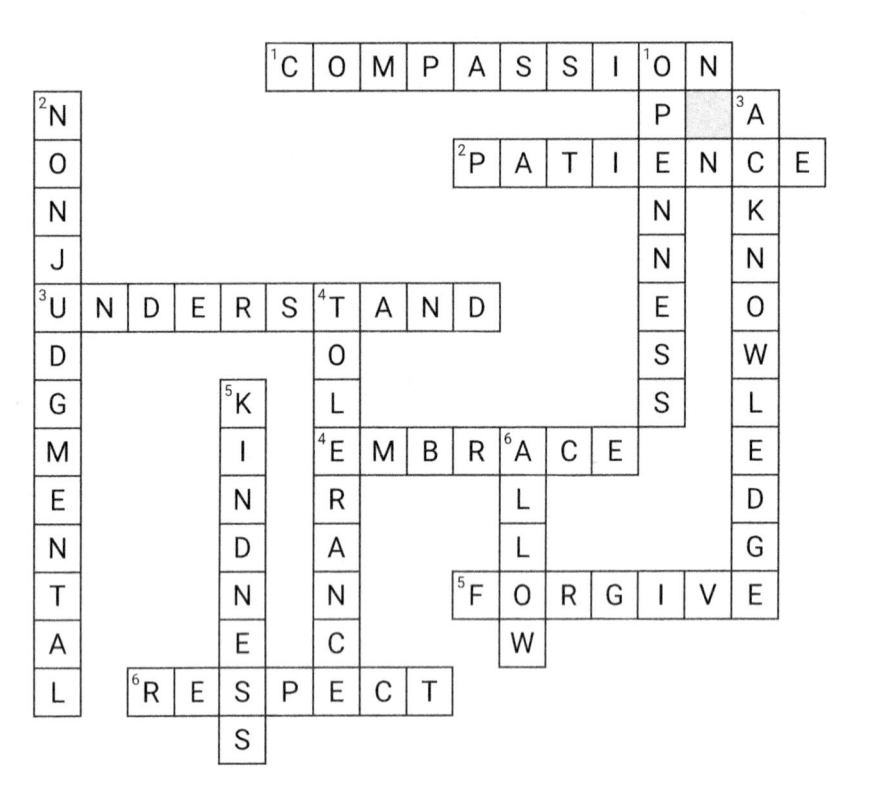

Across:
1. COMPASSION
2. PATIENCE
3. UNDERSTAND
4. EMBRACE
5. FORGIVE
6. RESPECT

Down:
1. OPENNESS
2. NONJUDGMENTAL
3. ACKNOWLEDGE
4. TOLERANCE
5. KINDNESS
6. ALLOW

Crossword # 8

Across:
1. STEADY
2. CONCENTRATE
3. GOAL
4. ENGAGE
5. CENTER
6. INTENT

Down:
1. ATTENTION
2. CONCENTRATION
3. MINDFUL
4. DIRECT
5. ALERT
6. TARGET

116

Crossword # 9

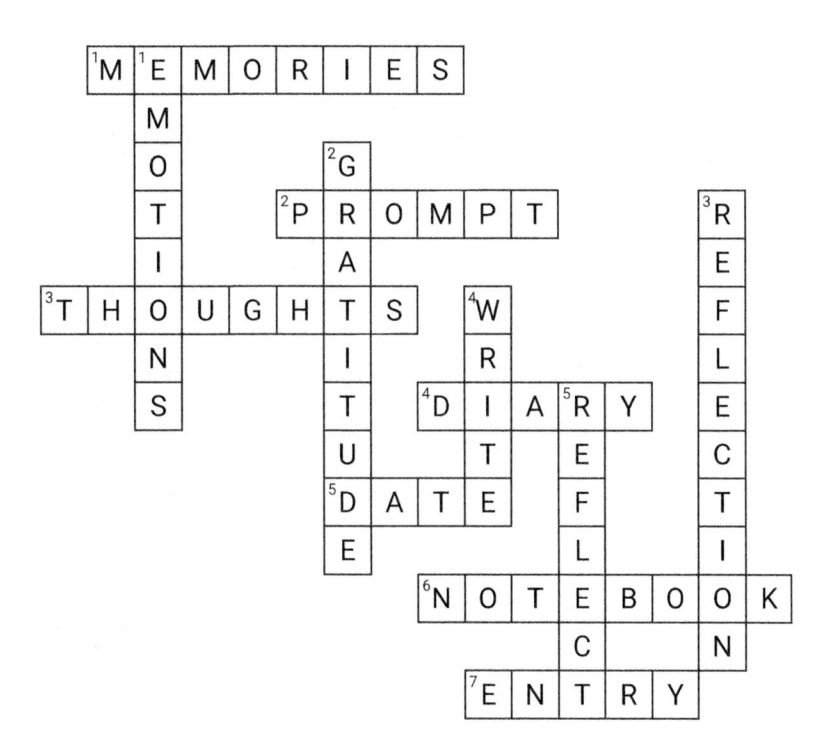

Across:
1. MEMORIES
2. PROMPT
3. THOUGHTS
4. DIARY
5. DATE
6. NOTEBOOK
7. ENTRY

Down:
1. EMOTIONS
2. GRATITUDE
3. REFLECTION
4. WRITEFLECT
5. RY

Crossword # 10

Across:
1. PEACE
2. LOUNGE
3. LEISURE
4. SERENITY
5. UNWIND
6. SPA

Down:
1. QUIET
2. CALM
3. SOOTHING
4. MEDITATE
5. RETREAT
6. NAPPING

117

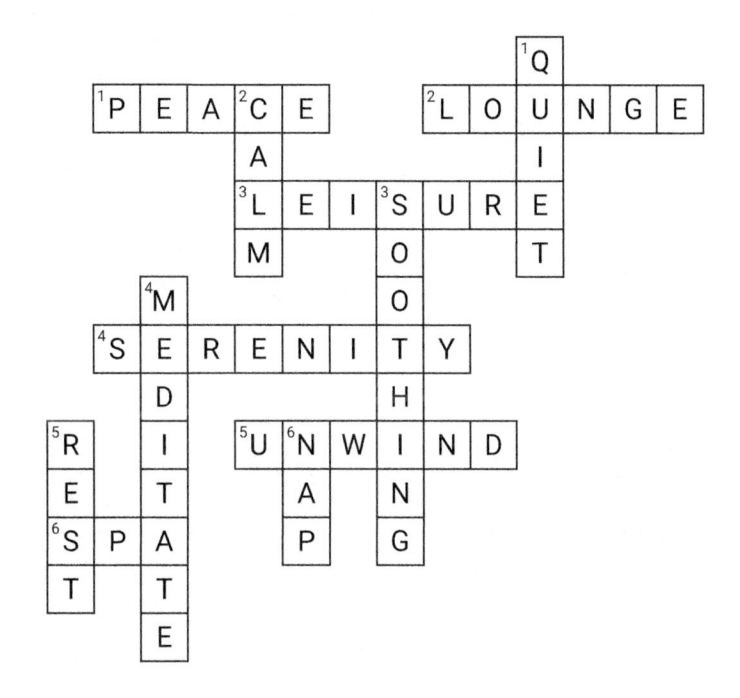

Sudoku # 1

4	1	3	2
2	3	1	4
1	2	4	3
3	4	2	1

Sudoku # 2

3	2	4	1
1	4	2	3
4	3	1	2
2	1	3	4

Sudoku # 3

2	1	4	3
3	4	1	2
1	2	3	4
4	3	2	1

Sudoku # 4

4	2	3	1
1	3	2	4
2	1	4	3
3	4	1	2

Sudoku # 5

3	6	4	2	5	1
2	1	5	6	4	3
4	2	1	5	3	6
5	3	6	1	2	4
6	4	2	3	1	5
1	5	3	4	6	2

Sudoku # 6

3	2	4	1	6	5
1	6	5	4	2	3
4	5	6	3	1	2
2	1	3	5	4	6
6	3	1	2	5	4
5	4	2	6	3	1

Sudoku # 7

2	5	3	4	1	6
4	6	1	5	3	2
1	3	2	6	5	4
6	4	5	3	2	1
3	1	4	2	6	5
5	2	6	1	4	3

Sudoku # 8

2	6	5	3	1	4
4	1	3	6	5	2
3	2	6	5	4	1
1	5	4	2	6	3
6	4	2	1	3	5
5	3	1	4	2	6

Sudoku # 9

9	6	5	1	7	2	8	4	3
7	3	1	9	4	8	2	5	6
4	8	2	5	6	3	9	7	1
8	1	4	7	3	5	6	9	2
5	2	3	6	1	9	4	8	7
6	9	7	2	8	4	1	3	5
3	7	9	4	2	1	5	6	8
2	4	6	8	5	7	3	1	9
1	5	8	3	9	6	7	2	4

Sudoku # 10

4	5	7	8	6	1	9	3	2
8	9	3	2	5	4	7	6	1
2	1	6	9	3	7	4	8	5
7	2	9	4	1	3	8	5	6
6	3	4	5	2	8	1	7	9
5	8	1	6	7	9	3	2	4
9	4	5	3	8	2	6	1	7
1	6	8	7	4	5	2	9	3
3	7	2	1	9	6	5	4	8

Sudoku # 11

8	6	3	4	9	1	2	7	5
7	2	5	8	6	3	9	1	4
1	4	9	7	2	5	6	8	3
2	3	1	6	7	4	5	9	8
5	7	8	2	3	9	1	4	6
4	9	6	1	5	8	3	2	7
9	5	2	3	8	7	4	6	1
3	8	4	9	1	6	7	5	2
6	1	7	5	4	2	8	3	9

Sudoku # 12

3	6	9	1	2	5	7	8	4
4	8	7	9	6	3	5	1	2
5	2	1	7	4	8	3	6	9
1	3	2	6	8	4	9	5	7
6	9	4	5	7	2	8	3	1
7	5	8	3	9	1	4	2	6
9	1	5	2	3	7	6	4	8
8	7	3	4	1	6	2	9	5
2	4	6	8	5	9	1	7	3

Sudoku # 13

2	3	4	8	1	6	7	9	5
1	7	9	4	2	5	8	6	3
6	8	5	3	9	7	1	2	4
7	4	6	2	3	8	9	5	1
9	1	2	5	7	4	6	3	8
3	5	8	1	6	9	2	4	7
8	2	7	9	5	3	4	1	6
4	9	3	6	8	1	5	7	2
5	6	1	7	4	2	3	8	9

Sudoku # 14

2	3	5	6	1	4	9	8	7
4	8	9	3	7	5	6	1	2
1	6	7	9	2	8	3	4	5
6	1	4	5	8	9	2	7	3
5	7	3	2	4	6	1	9	8
9	2	8	1	3	7	5	6	4
7	5	6	8	9	2	4	3	1
3	4	2	7	6	1	8	5	9
8	9	1	4	5	3	7	2	6

Sudoku # 15

1	9	3	7	8	2	5	6	4
6	2	7	4	1	5	3	8	9
4	5	8	3	6	9	1	2	7
9	3	6	5	2	8	4	7	1
5	4	2	6	7	1	8	9	3
7	8	1	9	3	4	2	5	6
8	7	9	1	5	3	6	4	2
3	6	5	2	4	7	9	1	8
2	1	4	8	9	6	7	3	5

Sudoku # 16

3	5	8	4	9	1	6	2	7
9	6	7	8	5	2	4	3	1
4	1	2	6	3	7	5	8	9
6	2	5	7	1	9	3	4	8
1	9	4	3	8	6	7	5	2
8	7	3	2	4	5	1	9	6
2	4	1	5	6	8	9	7	3
7	3	9	1	2	4	8	6	5
5	8	6	9	7	3	2	1	4

Sudoku # 17

1	9	4	3	2	7	8	5	6
3	5	2	4	6	8	1	9	7
7	6	8	5	9	1	2	3	4
2	3	6	8	5	4	7	1	9
5	4	9	7	1	2	6	8	3
8	1	7	6	3	9	4	2	5
4	7	3	2	8	5	9	6	1
6	2	1	9	4	3	5	7	8
9	8	5	1	7	6	3	4	2

Sudoku # 18

8	1	5	6	2	4	9	7	3
4	9	3	1	8	7	5	6	2
7	2	6	9	3	5	4	8	1
5	4	7	8	1	9	2	3	6
2	8	9	7	6	3	1	4	5
3	6	1	4	5	2	7	9	8
9	3	2	5	7	6	8	1	4
1	5	4	3	9	8	6	2	7
6	7	8	2	4	1	3	5	9

Sudoku # 19

2	9	5	1	4	8	6	7	3
3	8	1	9	7	6	2	4	5
4	7	6	5	2	3	9	1	8
6	2	4	8	9	1	3	5	7
7	3	9	2	5	4	8	6	1
5	1	8	6	3	7	4	9	2
8	4	7	3	6	5	1	2	9
1	6	2	7	8	9	5	3	4
9	5	3	4	1	2	7	8	6

Sudoku # 20

8	1	5	2	6	7	9	3	4
6	7	9	4	8	3	2	1	5
2	3	4	9	5	1	6	7	8
4	5	6	7	3	2	8	9	1
7	8	3	1	9	5	4	2	6
1	9	2	8	4	6	3	5	7
5	6	1	3	2	8	7	4	9
9	2	8	5	7	4	1	6	3
3	4	7	6	1	9	5	8	2

Printed in Great Britain
by Amazon